Hefte zur Unfallheilkunde
Beihefte zur Zeitschrift „Unfallheilkunde/ Traumatology"

Herausgegeben von J. Rehn und L. Schweiberer

144

J. Harms   E. Mäusle

Biokompatibilität von Implantaten in der Orthopädie

Mit 63 Abbildungen

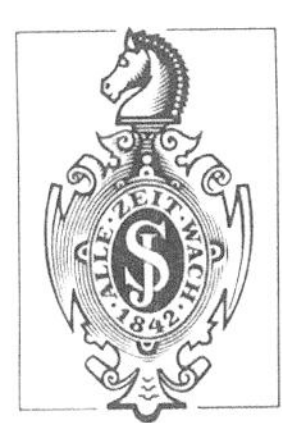

Springer-Verlag
Berlin Heidelberg New York 1980

Reihenherausgeber

Professor Dr. Jörg Rehn
Chirurgische Klinik und Poliklinik der Berufsgenossenschaftlichen Krankenanstalten „Bergmannsheil", Universitätsklinik, Hunscheidtstraße 1,
D-4630 Bochum

Professor Dr. Leonhard Schweiberer
Direktor der Abteilung für Unfallchirurgie der Chirurgischen Universitätsklinik, D-6650 Homburg/Saar

Autoren

Professor Dr. Jürgen Harms
Orthopädische Klinik und Poliklinik der Universität des Saarlandes,
D-6650 Homburg/Saar

Professor Dr. Ewald Mäusle
Institut für Pathologie der Universität des Saarlandes,
D-6650 Homburg/Saar

ISBN-13: 978-3-540-09852-2   e-ISBN-13: 978-3-642-81421-1
DOI: 10.1007/978-3-642-81421-1

CIP-Kurztitelaufnahme der Deutschen Bibliothek. Harms, Jürgen: Biokompatibilität von Implantaten in der Orthopädie / J. Harms; E. Mäusle. Berlin, Heidelberg, New York: Springer, 1980.
(Hefte zur Unfallheilkunde; 144)

NE: Mäusle, Ewald

*Professor Dr. med. H. Mittelmeier
gewidmet*

Danksagung

Die Untersuchungen unterstützten materiell und technisch:

Tierexperimente	Prof. Dr. G. Harbauer Fr. U. Diwo
Morphologische Untersuchung	Prof. Dr. E. Mäusle Fr. L. Becker Fr. B. Kubatsch Frl. E. Lessmeister
Zellkulturen	Prof. Dr. R. Wigand, Abt. f. Virologie Fr. I. Maurer
Lymphocytentransformationstest	Dr. H. Pees, I. Med. Univ. Klinik Fr. G. Rhoen Frl. A. Roth
Rasterelektronenmikroskopische Untersuchung	Dr. W. Fuchs, Institut f. Physiologie Fr. L. Schulz
Fotoarbeiten	Fr. G. Braun, Orthopädische Univ. Klinik
Schreibarbeiten	Fr. E. Rehlaender

Für ihre Mithilfe danke ich allen vielmals.

Inhaltsverzeichnis

1 Einführung

1.1 Implantatmaterialien und ihre Bindung an das Implantatlager

Die Entwicklung der orthopädischen Chirurgie ist in den vergangenen 20–30 Jahren durch die ständig zunehmende Implantation von Fremdmaterialien gekennzeichnet. Zum einen werden diese in Form von Nägeln, Schrauben und Platten temporär implantiert, zum anderen wird jedoch auf dem Gebiet des Knochen- und Gelenkersatzes eine dauerhafte, möglichst lebenslange Implantation angestrebt.

Seit Einführung des rostfreien Stahles in die orthopädische Chirurgie sind die durch die temporäre Implantation verursachten biologischen Probleme geringer geworden.

Die Mißerfolge auf dem Gebiet des dauerhaften Knochen- und Gelenkersatzes haben jedoch die Implantatforschung intensiviert und führten so zur Verbesserung der bisher verwandten Implantate aus Metallen und Kunststoffen sowie zur Entwicklung neuer Implantationsmaterialien.

Die erste zusammenfassende Darstellung der Grundlagen der Alloplastik mit Metallen und Kunststoffen wurde 1967 von Contzen, Straumann und Paschke publiziert. Sie weisen auf das Hauptproblem der als Knochen- und Gelenkersatz verwandten Implantate hin, nämlich auf die unzureichende Fixation des Implantates an das angrenzende biologische Gewebe.

Grundsätzlich sind heute 3 Arten der Verbindung Implantat-Implantatlager denkbar (Hench u. Mitarb. 1971). Dieses sind:
1. die mechanische Bindung,
2. die Bindung in Abhängigkeit von physikalischen Kräften und
3. die chemische Bindung.

Die bis heute übliche mechanische Verbindung ihrerseits kann durch 3 Methoden erreicht werden:
1. die indirekte Fixation des Implantates durch Schrauben und Nägel,
2. die Verankerung des Implantates durch die Verwendung von Polymethylmethacrylat (PMMA) und
3. die direkte Impaktion des Implantates in den Knochen.

Trotz günstiger Ergebnisse ist es durch die mechanische Bindung bisher nicht gelungen, eine dauerhafte, befriedigende Verankerung des Implantates im Knochen zu erreichen; immer kommt es zu einer Abgrenzung des Implantates durch eine mehr oder weniger dicke bindegewebige Zwischenschicht. Die angestrebte, dauerhafte, befriedigende Verankerung würde die Ausweitung der endoprothetischen Versorgung auch für jüngere Patienten problemloser gestalten.

Das Interesse der Implantatforschung richtet sich deswegen heute auf eine Verbesserung der Verbindung Implantat-Implantatlager. Dies wird auf 2 Wegen angestrebt:
1. durch eine Veränderung der Implantatform, deren Ziel eine zementfreie Verankerung der Prothese ist,
2. durch die Einführung neuer Implantatmaterialien, durch die eine Verbesserung der physikalischen Werte, eine Verminderung der chemischen Reaktion und eine Reduzierung des Abriebes und der Belastung angestrebt wird.

Die Einführung solcher neuer Implantatmaterialien macht eine Testung zur Erfassung der Biokompatibilität erforderlich, über die bis heute trotz verschiedener Ansätze noch keine bindenden Richtlinien existieren.

1.2 Bisher bekannte Gewebereaktionen bei Implantatmaterialien

1.2.1 Gewebereaktionen auf Metalle

Bei der intraossären Anwendung von rostfreiem Stahl kommt es innerhalb von 5–6 Wochen zur Ausbildung einer bindegewebigen Membran mit geordnetem Aufbau, die das Implantat von dem neugebildeten Knochen abgrenzt (Collins 1953; Cameron u. Fornasier 1976). Das gleiche gilt auch für andere Metallegierungen. Ein Bindegewebssaum konnte auch bei Verwendung von Co-Cr-Mo-Legierungen (Newman u. van Huysen 1954; Cameron u. Fornasier 1976) und bei Titanlegierungen (Hahn u. Palich 1970; Galante u. Mitarb. 1971) gefunden werden.

Andere Autoren berichten dagegen bei Verwendung von rostfreiem Stahl mit poröser Oberfläche von einem direkten Kontakt zwischen Knochen und Metall (Petersen u. Mitarb. 1969; Nilles u. Lapitsky 1973). Auch bei porösen Co-Cr-Mo-Legierungen soll ein direkter Kontakt Metall/Knochen möglich sein (Welsh u.Mitarb. 1971). Bei der zementfreien Implantation von Metallprothesen im Tierexperiment, wobei der Femurschaft aus einer Co-Cr-Mo-Legierung bestand, wurde immer die Ausbildung einer Bindegewebsmembran zwischen Implantat und neugebildeter innerer Corticalis beobachtet (Harms u. Mitarb. 1975). Dieser Befund kann auch bei der Implantation von Totalendoprothesen beim Menschen (Judet 1975) und bei Verwendung von Metallplatten auf der Knochenoberfläche bestätigt werden (Riede u. Mitarb. 1974).

1.2.2 Gewebereaktionen auf Kunststoffe

Wie bei Metallen wird auch bei der Implantation von Kunststoffen eine mehr oder weniger dick ausgeprägte Bindegewebsmembran von unterschiedlichem Zellgehalt beschrieben, die das Kunststoffimplantat gegen das umliegende Gewebe abkapselt (Le Veen u. Barberio 1949; Grindlay u. Waugh 1951; Mittelmeier u. Singer 1956; Autian u. Dillingham 1973; Kopecek u. Mitarb. 1973).

1.2.2.1 Gewebereaktionen auf Polyäthylen

Übereinstimmend wird hier von den meisten Autoren eine gute Gewebeverträglichkeit berichtet. Immer findet sich zwischen Implantat und Umgebungsgewebe eine eingelagerte Bindegewebsmembran (Rubin u. Mitarb. 1971; Richardson u. Mitarb. 1975; Cestero u. Salyer 1975). Bei Verwendung von porösem Polyäthylen mit einer Porengröße von 54 μ soll das zunächst eingesproßte Bindegewebe im Laufe von 5–6 Wochen vollständig durch Knochen ersetzt werden, so daß sich ein direkter Knochen-Polyäthylenkontakt ergibt (Spector u. Mitarb. 1976).

In der Umgebung von Abriebpartikeln aus Polyäthylenpfannen kommt es zu einer nicht unerheblichen Fremdkörperreaktion, die sich durch die Anzahl der Fremdkörperriesenzellen deutlich vom Metall- und Keramikabrieb unterscheidet (Heilmann u. Mitarb. 1975; Willert u. Semlitch 1976; Harms u. Mäusle 1977).

1.2.2.2 Gewebereaktion auf Polymethylmethacrylat (PMMA)

Die ersten tierexperimentellen Untersuchungen über die Gewebeverträglichkeit von PMMA stammen aus dem Jahre 1946 und bescheinigen diesem Wirkstoff eine hervorragende Gewebeverträglichkeit (Blaine 1946). Eine gute Gewebeverträglichkeit wird auch von Hoffmann (1954) berichtet, der allerdings bei alleiniger Verwendung des Monomers einen gewebsschädigenden Effekt nachweisen konnte. Zurückhaltend äußert sich Mohr (1955) zu der Verwendung von PMMA, wobei er auf die lipoidlösenden Eigenschaften des Polymethacrylsäuremethylesters hinweist.

Übereinstimmend wird von den meisten Autoren ein Bindegewebssaum zwischen Knochen und Implantat beschrieben, vereinzelt können von diesen Autoren jedoch auch Fremdkörperriesenzellen in der Umgebung des Implantates nachgewiesen werden (Hoppe 1956; Mittelmeier u. Singer 1956; Hodosh u. Mitarb. 1969; Scales 1968; Sloof 1971; Amstutz u. Mitarb. 1972; Harms u. Mitarb. 1974; Vernon-Roberts u. Freemann 1976). Vereinzelt wird bei dieser bindegewebigen Zwischenschicht an der Grenze zum Implantat hin eine stellenweise vorhandene endothelähnliche Zellschicht beschrieben, die als histiocytäre, synoviale Deckschicht (Mittelmeier u. Singer 1956), innerste Fibrocytenschicht (Roggatz u. Ullmann, 1970) oder als monocytäre Exsudatzellen mit Übergangsepithel zu Riesenzellen (Slais 1958) gedeutet werden, Hoppe (1956) beschreibt syncytiale Zellverbände, ohne diese näher zu deuten.

Unterschiede in der Gewebereaktion bei der Implantation von bereits auspolymerisiertem PMMA oder erst im Körper auspolymerisierendem PMMA finden sich nur in den ersten Wochen, nach 26 Wochen sind diese unterschiedlichen Reaktionen lichtmikroskopisch nicht mehr faßbar (Roggatz u. Ullmann 1970).

Vereinzelt wird jedoch auch die Meinung vertreten, daß bei günstigen biomechanischen Voraussetzungen eine direkte Verhaftung zwischen PMMA und Knochen möglich sei (Henrichsen u. Mitarb. 1953; Szyszkowitz 1971; Draenert 1977). Eine Stimulation des Knochenanbaues durch die Anwesenheit von PMMA wird jedoch verneint (Dürr 1970).

Bei der in-vivo-Implantation am Menschen wurde bisher an Sektionspräparaten nie ein direkter Kontakt PMMA/Knochen beschrieben, wie im Tierexperiment findet sich auch hier immer ein mehr oder weniger stark ausgebildeter bindegewebiger Saum (Charnley u. Mitarb. 1968; Charnley 1970; Willert u. Schreiber 1969; Willert u. Puls 1972; Vernon-Roberts u. Freemann 1976). In diesem Saum können Fremdkörperriesenzellen, Vacuolen und nekrotische Zellmassen nachgewiesen werden. Insbesondere finden sich in der Umgebung der Abriebpartikel ausgedehnte Fremdkörperreaktionen (Mittelmeier u. Singer 1957; Cotta u. Schulitz 1973; Heilmann u. Mitarb. 1974, 1975; Harms u. Mäusle 1977).

1.2.3 Gewebereaktionen auf Keramik

Die ersten Erfahrungen über die Biokompatibilität der Keramik wurden mit einer Mischkeramik gewonnen, die aus Al_2O_3, SiO_2, $CaCo_3$ und $MgCo_3$ (Cerosium) bestand (Smith

4

1963). Bei Verwendung der gleichen porösen Keramik wurde bei Anwendung mikroangiographischer Methoden das Einsprossen von Capillaren in die Poren nach intraossärer Applikation beobachtet. Dies wurde als Möglichkeit der direkten Verbindung Implantat/ lebendes Gewebe gedeutet (Rhinelander u. Mitarb. 1971).

Das Einwachsen von Knochen in eine poröse Calcium-Aluminium-Keramik wurde von anderen Autoren beschrieben, wobei jedoch immer osteoide Säume vorhanden sind (Talbert 1969; Hulbert u. Mitarb. 1970, 1972; Hentrich u. Mitarb. 1971; Hammer u. Mitarb. 1973; Bhaskar 1971; Karbe u. Mitarb. 1975; Graves u. Mitarb. 1975). Einzelne Autoren beschreiben das Vorhandensein von Fremdkörperriesenzellen und Makrophagen (Hammer u. Mitarb. 1973), von anderen Autoren wird jedoch übereinstimmend eine gute Gewebeverträglichkeit berichtet.

Eine direkte Verbindung zwischen reiner Al_2O_3-Keramik und Knochen wird von den meisten Autoren nicht beobachtet, auch wenn sich der Knochen dem Implantat sehr nahe anlegt (Hentrich u. Mitarb. 1971; Boutin 1972; Andrian-Werburg u. Mitarb. 1973; Karbe u. Mitarb. 1975; Dörre u. Mitarb. 1976).

Eine direkte Verbindung zwischen Al_2O_3-Keramik und mineralisiertem Knochen soll jedoch möglich sein (Hulbert u. Mitarb. 1972, 1974).

Die gute Gewebevertäglichkeit der Al_2O_3-Keramik im Tierversuch führte 1970 zur klinischen Anwendung in der Hüftchirurgie (Boutin 1972), nachdem bereits 1960 die ersten Knochenschrauben in der Kieferchirurgie verwandt wurden, über deren sehr gute Körperverträglichkeit Sandhaus (1975) berichtete.

Anfänglich waren die von Boutin verwandten Prothesen, bei denen der Kopf und die Pfanne aus Keramik bestand, in herkömmlicher Weise mit PMMA verankert, später wurde versucht, die Prothesen teilweise oder ganz ohne Zwischenschaltung von PMMA als sog. selbsthaftende Prothese zu implantieren (Boutin 1974; Griss u. Mitarb. 1975; Mittelmeier 1975, 1976). Die ersten Untersuchungen über das biologische Verhalten des Keramikabriebes im Kapselregenerat bestätigt die im Tierversuch gefundene gute Gewebeverträglichkeit, was mit der Größe der Abriebpartikel zusammenhängt (Harms u. Mäusle 1976).

1.2.4 Gewebereaktion auf Glaskeramiken

Bei Verwendung von resorbierbaren Keramiken (Tri-Calcium-Phosphat-Keramik) kann ein partieller Ersatz des Materials durch neugebildeten Knochen nachgewiesen werden. Dort, wo das Material nicht resorbiert wird, soll ein direkter Kontakt Knochen/Implantat vorhanden sein (Bhaskar u. Mitarb. 1971; Cutright u. Mitarb. 1972; Blencke u. Mitarb. 1973; Karbe u. Mitarb. 1975). Ausgehend von der Überlegung, daß nur eine direkte chemische Bindung zwischen Implantat und Knochenlage eine dauerhafte Verbindung gewährleisten kann, wurde 1971 die Glaskeramik als neuer biokompatibler Werkstoff eingeführt (Hench u. Mitarb. 1971). Es handelt sich hierbei um polykristalline Festkörper, die durch eine kontrollierte Kristallisation von Gläsern hergestellt werden. Sie bestehen aus einem keramischen Anteil und einer glasartigen Matrix. Sie sollen eine „aktive Oberflächenstruktur" (Blencke u. Mitarb. 1975) bilden, die durch eine außerordentlich geringe Kristallgröße – im Durchschnitt geringer als 1 μ – gekennzeichnet ist. Bei der herkömmlichen Al_2O_3-Keramik liegt die Kristallgröße zwischen 10 und 20 μ, einzelne Aluminiumoxyd-Keramiken werden jedoch in einer feineren Korngröße zwischen 4 und 10 μ angeboten (Dörre u. Mitarb. 1977).

Von mehreren Autoren wird bei intraossärer Implantation von Glaskeramik, bei der das Implantat weitgehend unbelastet ist, eine direkte Verbindung Knochen/Implantat beschrieben, ohne daß jedoch die Art der Bindung näher definiert wird. Diskutiert wird eine chemische Bindung über den Austausch von Ionen zwischen Glaskeramik und umgebendem Gewebe (Beckham u. Mitarb. 1971; Hench u. Mitarb. 1971, 1972; Hench u. Paschall 1973, 1974; Blencke 1974; Griss u. Mitarb. 1976; Clark u. Mitarb. 1976). Grundsätzlich sei jedoch auch eine Bindung über elektrostatische Kräfte (Curtis 1964) möglich (Blencke 1974; Blencke u. Mitarb. 1974).

Trotz der günstigen histologischen Ergebnisse, die alle an unbelasteten Proben von sehr kleiner Abmessung gewonnen wurden, gelang es bisher nicht, größere Implantatkörper herzustellen und zu implantieren. Die unzureichende mechanische Festigkeit legt den Schluß nahe, daß die Glaskeramik allenfalls nur als Überzug auf herkömmliche Implantate zur Verwendung kommen wird, wobei es jedoch sehr schwierig ist, eine feste Verhaftung zwischen Kernkörper und Glaskeramik herzustellen, insbesondere zwischen Metall und Glaskeramik.

1.2.5 Gewebereaktion auf Kohlenstoff

Aus der Silikoseforschung ist die gute Biokompatibilität von Kohlenstoff seit langem bekannt (Klosterkötter u. Mitarb. 1963). Untersuchungen als Implantatwerkstoff liegen bisher nur in geringem Umfang vor. Bei intraossärer und subperiostaler Applikation wurde zwischen Implantat und Knochen immer die Ausbildung eines Bindegewebssaumes beobachtet (Kenner u. Mitarb. 1975; Cestero u. Salyer 1975). Zwei Autoren beschreiben dagegen einen direkten Kontakt zwischen Knochen und Kohlenstoff (Mooney u. Mitarb. 1972; Nilles u. Lapitsky 1973).

1.3 Zielsetzung der Arbeit

Obwohl es bis zum heutigen Tag eine Vielzahl von Implantatwerkstoffen gibt, deren Zahl ständig steigt, so existieren bisher keine bindenden Richtlinien darüber, welche Anforderungen in biologischer Hinsicht an ein zur Implantation vorgesehenes Material zu stellen sind. Ein erstes Testprogramm wurde im ASTM-Standard F 361–72 (1973) vorgeschlagen, eine weitere Empfehlung wurde 1976 von dem Arbeitskreis Biomaterial der DGOT erarbeitet.

Neben der Erfassung der direkten Umgebungsreaktion der bisher in der orthopädischen Chirurgie gebräuchlichen Materialien soll die vorliegende Arbeit die notwendigen histologischen Untersuchungsmethoden aufzeigen und deren Wertigkeit gegeneinander beurteilen, die erforderlich sind, um ein zur Implantation vorgesehenes Material als biokompatibel bezeichnen zu können. Die Problemstellung der Arbeit läßt sich somit in 4 Komplexe unterteilen:

1. Verträglichkeitsuntersuchung von Implantatwerkstoffen in der Gewebekultur.
2. Die tierexperimentelle Untersuchung der direkten Umgebungsreaktion nach intramuskulärer, intraperitonealer und intraossärer Implantation von Stäuben und Festkörpern.

3. Die tierexperimentelle Untersuchung des Abtransportes von Implantatpartikeln und die dadurch in den Organen des RHS hervorgerufenen Reaktionen.

4. Vergleich dieser tierexperimentell gewonnenen Ergebnisse mit den beim Menschen bekannten Reaktionen auf Implantate.

2 Material und Methode

2.1 Auswahl der Implantatmaterialien

Metallegierungen

a) Unlegiertes Titan (RT 18) mit folgender Zusammensetzung: Titan 99%, Kohlenstoff
0,1%
b) Titanlegierung (LT 31) mit folgender Zusammensetzung: Titan 89%, Aluminium 6%,
Vanadium 4% und Kohlenstoff 0,05%.
c) Stickstoffhaltige (N-haltige) Co-Cr-Mo-Legierung (ENDOCAST der Fa. Krupp GmbH
Essen) mit folgender Zusammensetzung: Chrom 27%, Molybdän 8%, Silizium 0,85%,
Kohlenstoff 0,19%, Stickstoff 0,20%, der Rest besteht aus Kobalt.
d) Co-Ni-Cr-Mo-Ti-Legierung mit folgneder Zusammensetzung: 34% Kobalt, 34% Nickel,
20% Chrom, 10% Molybdän, 1% Titan.
e) Rostfreier Stahl (V_4A-Stahl der Fa. Krupp GmbH Essen) mit folgender Zusammensetzung: Eisen 68%, Chrom 19%, Nickel 12%, Molybdän 2%, Kohlenstoff 0,03%.

Eine Untersuchung der Staubformen zu a, b und e war nicht möglich, da bis zum Versuchsende vergleichbare Staubfraktionen nicht zur Verfügung gestellt werden konnten.

Andere Implantatmaterialen

Al_2O_3-Keramik (Feldmühle AG Plochingen).
Polymethylmethacrylat (PMMA, Palacos der Fa. Kulzer, Bad Homburg).
Kohlefaserverstärkter Kunststoff (Fa. Bosch, Stuttgart).

2.2 Implantatform und Herstellung

2.2.1 Stäube der Implantatmaterialien

2.2.1.1 Herstellung der Stäube

Metallstäube

Die Herstellung genau definierbarer Staubpartikel aus Metallegierung ist ein erhebliches
technisches Problem; es standen uns deswegen zur Untersuchung nur die Stäube der 2 folgenden Metallegierungen zur Verfügung:
N-haltige Co-Cr-Mo-Legierung (Endocast der Fa. Krupp).
Co-Ni-Cr-Mo-Ti-Legierung.
Die Herstellung dieses Staubes geschieht wie folgt: Ein Schweißdraht mit einem Durchmesser von 2,5 mm wird mit einer Flammenspritzanlage für Drähte bei kleinem Vorschub
auf eine Wasseroberfläche gespritzt. Das so entstandene Pulver wird anschließend getrocknet. Zur Reinigung wird das Pulver bei etwa 450° in 1:1 verdünnter Salzsäure behandelt,
um evtl. auf der Oberfläche der Partikel haftende Oxyde auszulösen. Nach ca. 5 min wird

mit einigen Tropfen Salpetersäure oxydiert, um auch die Metalloberfläche anzulösen. Dann erfolgt die Trennung des Pulvers von der Säure durch Filtrieren mit Weißbandfiltern in einer Porzellannutsche. Auswaschen mit verdünnter Salzsäure, destilliertem Wasser und reinstem Äthanol, anschließend Trocknen bei 110°C. (Weber 1976). Dadurch lassen sich sehr gleichmäßige, rundlich geformte Partikel von sehr ähnlicher Oberflächenstruktur herstellen (Abb. 1 a).

Die Herstellung der N-haltigen Co-Cr-Mo-Legierung geschieht durch das Mahlen von Probekörpern, genaue Angaben über die Herstellung liegen uns nicht vor (Abb. 1 b).

Keramikstaub

Der von uns benutzte Keramikstaub besteht aus reinem Al_2O_3 (Tonerde). Er wird naßchemisch aus Bauxit aufgeschlossen und danach verschiedenen Glühprozessen unterworfen (Bauxit-Aluminiumhydroxyd-Aluminiumoxyd-Aluminiumoxyd). Das so gewonnene Aluminiumoxyd wird dann auf die gewünschte Partikelgröße heruntergemahlen, wobei die Mahlkörper aus dem gleichen Material bestehen, um Verunreinigungen zu vermeiden (Abb. 1 c).

PMMA-Staub

Es handelt sich hier um auspolymerisiertes Polymethylmethacrylat, wie es in der handelsüblichen Form (Palacos) vorliegt (Abb. 1 d).

Kohlenstoffstaub

Die Pulverherstellung erfolgt durch Trockenmahlung von Faserabschnitten in einer Porzellan-Kugelmühle. Anschließend wird eine Aufschlämmung dieses Pulvers in Methanol (Reinheit 99,9% „Selectipur") durch Absieben mit V_2A-Sieben mit der Maschenweite 63 μ und 22 μ in 3 Faserlängenfraktionen getrennt. Die Siebrückstände werden anschließend bei 150°C 2 Std. lang getrocknet (Abb. 1 e).

2.2.1.2 Korngrößenfraktion der einzelnen Stäube

Metallstäube

Endocast (Fa. Krupp):
Die kleinen Partikelffraktionen (5–20 μ) lagen in einer geglühten (ggl.) und einer ungeglühten (uggl.) Form vor. Somit waren folgende Korngrößenfraktionen vorhanden:
Korngröße 5–20 μ – uggl. (= M 20 uggl.)
Korngröße 5–20 μ – ggl. (= M 20 ggl.)
Korngröße 20–50 μ – uggl. (= M 45 uggl.).

Co-Ni-Cr-Mo-Ti-Legierung:
Hiervon lagen folgende Korngrößenfraktionen vor:
Korngröße 20 μ
Korngröße 20–40 μ
Korngröße zwischen 40 und 90 μ

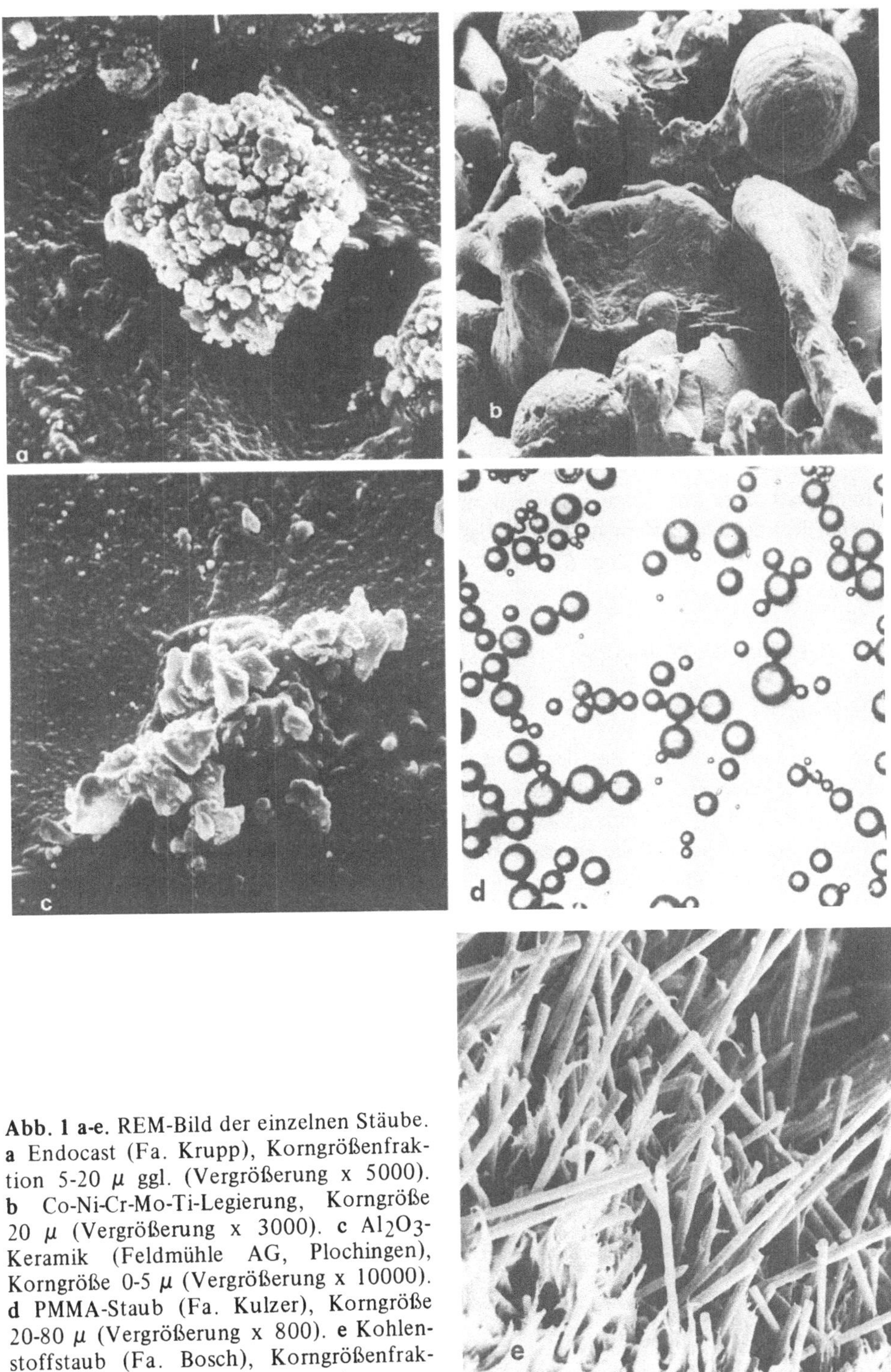

Abb. 1 a-e. REM-Bild der einzelnen Stäube.
a Endocast (Fa. Krupp), Korngrößenfraktion 5-20 μ ggl. (Vergrößerung x 5000).
b Co-Ni-Cr-Mo-Ti-Legierung, Korngröße 20 μ (Vergrößerung x 3000). **c** Al$_2$O$_3$-Keramik (Feldmühle AG, Plochingen), Korngröße 0-5 μ (Vergrößerung x 10000).
d PMMA-Staub (Fa. Kulzer), Korngröße 20-80 μ (Vergrößerung x 800). **e** Kohlenstoffstaub (Fa. Bosch), Korngrößenfraktion 5-20 μ (Vergrößerung x 3000)

Al$_2$O$_3$-Keramik (Feldmühle AG Plochingen):
Korngröße 0– 5 μ (K 5)
Korngröße 5–10 μ (K 10)
Korngröße größer als 20 μ (K 20).

PMMA-Staub (Fa. Kulzer):
Korngröße 20–80 μ
Das Verteilungsmaximum soll hier bei 50 μ liegen (Gross 1976).

Kohlenstoffstaub (Fa. Bosch):
 5–20 μ
20–40 μ
40–80 μ

2.2.2 Festkörper der Implantatmaterialien

Die Implantatkörper zur intramuskulären und intraossären Implantation werden entsprechend dem amerikanischen ASTM-Standard F 361–372 (1973) zylinderförmig hergestellt (Durchmesser 1,6 mm; Länge 6,3 mm).

2.2.2.1 Herstellung der Probekörper

Metallegierung

Nachdem die entsprechende Metallegierung erschmolzen ist, wird sie in eine Rundstabform gegossen. Diese Rundstäbe werden auf die o.g. Größe abgedreht. Die Oberfläche wird dann von Hand poliert, wodurch sich eine Passivschicht an der Oberfläche der Implantatkörper aufbaut. Durch das Polieren von Hand ist jedoch die Möglichkeit gegeben, daß an der Oberfläche der Metallproben verschiedene Rauhigkeiten entstehen, die ihrerseits eine unterschiedliche Umgebungsreaktion bedingen können (Abb. 2 a-c).

Al$_2$O$_3$-Keramik

Die Keramikkörper werden, wie bei der Keramik üblich, durch Pressen und Sintern hergestellt. Eine Oberflächenbehandlung der Probekörper erfolgte nicht.

PMMA-Probekörper

Die Herstellung der Probekörper aus PMMA geschieht wie folgt: Das aushärtende PMMA wird in Reagenzgläser aus Glas gepreßt. Nach Abschluß des Aushärtungsvorganges wird die Glasschicht abgeschlagen, die Probekörper werden dann auf der Drehbank unter gleichzeitiger Wasserkühlung auf die gewünschte Größe abgedreht. Eine Oberflächenbehandlung erfolgt hier nicht.

Abb. 2 a-c. Rasterelektronenmikroskopische Bilder der Oberflächenstruktur der metal- ▶
lischen Festkörper. **a** N-haltige Co-Cr-Mo-Legierungen (Endocast) bei schwacher Vergrößerung, **b** N-haltige Co-Cr-Mo-Legierungen (Endocast) bei höherer Vergrößerung, **c** Co-Ni-Cr-Mo-Ti-Legierung

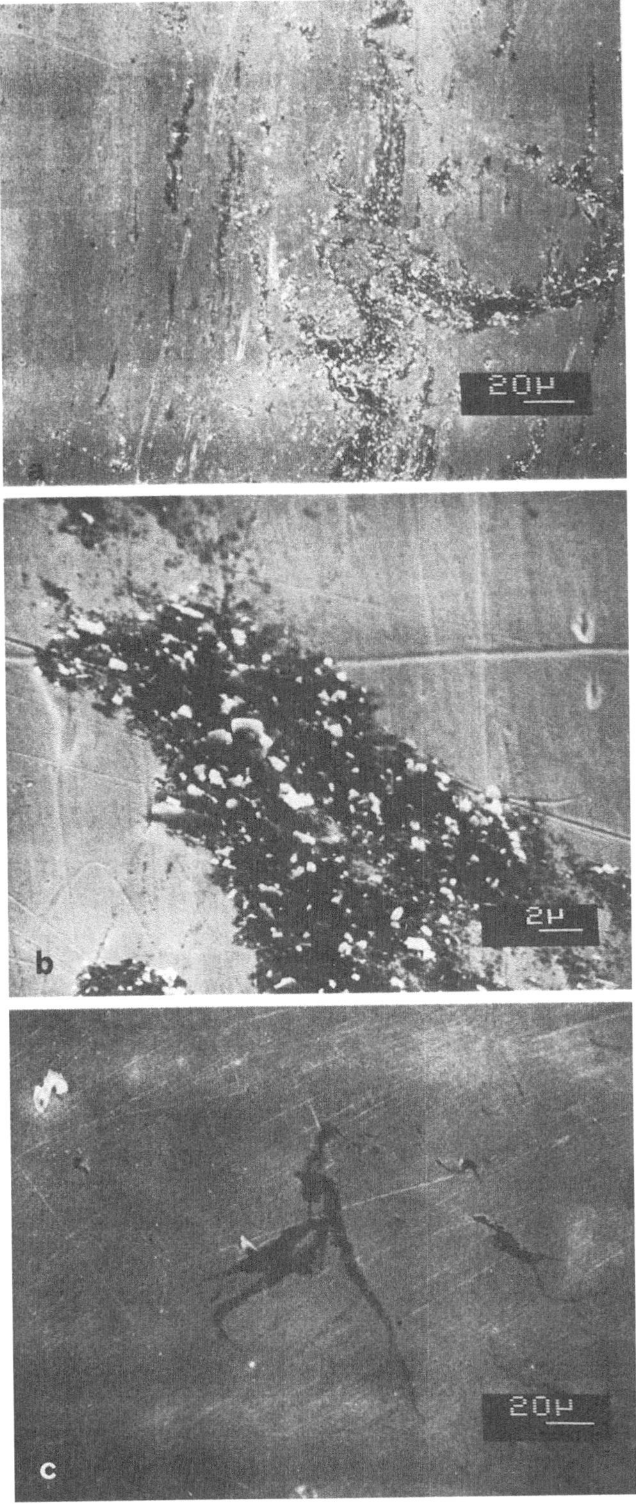

Abb. 2 a-c

Kohlefaserverstärkter Kunststoff

Die Herstellung der Probekörper aus kohlefaserverstärktem Kunststoff geschieht wie folgt: Mit duroplastischem Harz getränkte Kohlenstoffaserstränge werden zuerst mit einem Vlies aus Kohlenstoffaser, dann mit einem weiteren, mit Polyäthylen verstärkten Kohlenstoffaservlies umhüllt. Dieses sog. Prebeg wird in eine Preßform gelegt und bei erhöhter Temperatur unter Druck in die gewünschte Form gebracht. Dabei härtet das Harz aus, das Polyäthylen schmilzt auf und wird so zu einer porenfreien Schicht verdichtet. In das Umhüllende Kohlenstoffaservlies dringen beim Verdichten des Prebegs von beiden Seiten die angrenzenden Kunststoffe ein. Sie verankern sich fest mit dem Kohlenstoffaservlies und verzahnen sich noch zusätzlich untereinander durch das Ausbilden von Hinterschneidungen an ihrer Trennlinie (Abb. 3).

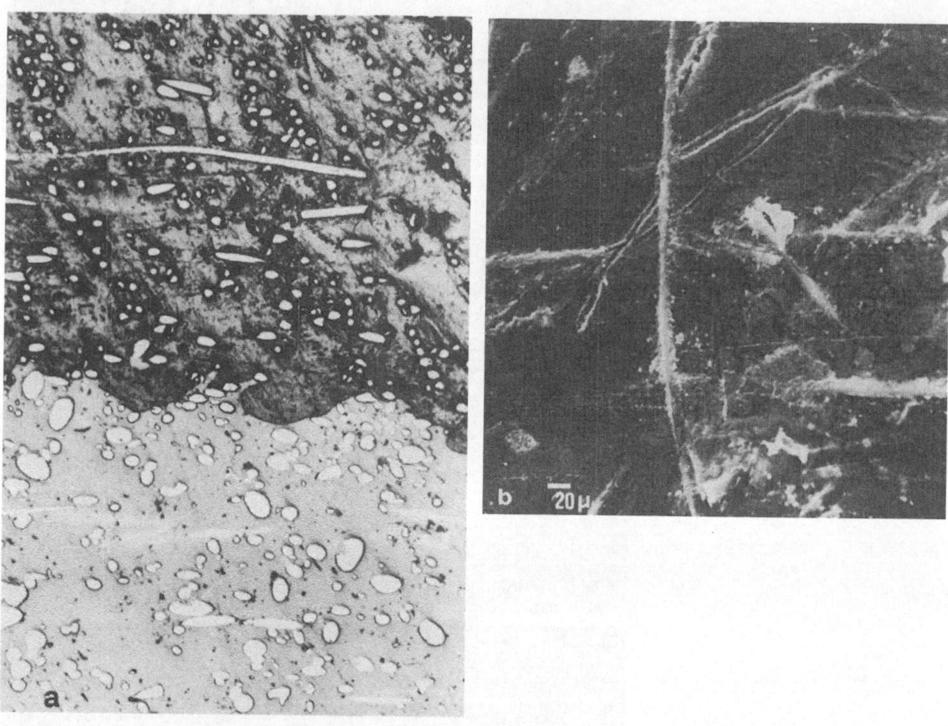

Abb. 3. a Schliffbild des mehrschichtigen Kohlefaserverbundstoffes für Knochenersatz (hergestellt nach dem Verfahren von Bosch; Vergrößerung x 200). **b** Aufsicht auf einen unbehandelten Probenkörper aus kohlefaserverstärktem Kunststoff (Vergrößerung s. Abb.)

2.3 Implantationsort und Untersuchungstechnik

2.3.1 Stäube

2.3.1.1 Testung der Stäube in der Zellkultur zur Prüfung der akuten Cytotoxizität

Morphologie

Herstellung der Zellkulturen. Peritonealmakrophagen werden in Anlehnung an die von Beck (1965, 1970) sowie von Vassalli u. Mitarb. (1976) angegebene Methode gewonnen: Jeweils 10 weiblichen Ratten mit einem Körpergewicht von 120–150 g werden 4 Tage vor der Tötung 5 ml Thioglycolat – Brewer (Fa. Disco, Best.Nr. 0236-02-4), 2,5% intraperitoneal injiziert. In Äthernarkose werden den Tieren die Carotiden durchtrennt, Ausspülung des Reizexsudates der Bauchhöhle mit Eagles-Medium, dem Glycaemin zugesetzt ist. Dieses Medium wird nach einer Stunde abgegossen, danach Überschichtung der Kulturen mit Eagles-Medium, dem 10% fetales Kälberserum und Carnamycin 100 E/ml zugesetzt ist. Aus dem Pool wird die Zellzahl in der Fuchs-Rosenthal-Zellkammer bestimmt. Die Zellen werden in einer Dichte von 2,4 x 10^6 Zellen/cm^3 in Vierkantflaschen und auf Leightontubes explantiert. Nach 24 Std Explantation werden die Kulturen mit Eagles-Medium abgespült, um die an der Oberfläche nicht haftenden Zellen zu lösen.

Staubkonzentration und Implantationsdauer. Die so angezüchteten Zellkulturen werden dann für 24 Std mit einer im Medium enthaltenen Staubsuspension (immer die kleinste Korngrößenfraktion) in einer Konzentration von 50 μg/ml kontaminiert, wobei den Vierkantflaschen 1 ml und den Leightontubes 0,1 ml Nährmedium zugeführt wird. Fixation in Formalin, Färbung nach Pappenheim oder mit Methylenblau (UNNa).

Messung der DNA-Synthese im Lymphocytentransformationstest

Gewinnung der Peritonealmakrophagen wie oben beschrieben. 2 x 10^6 Zellen/cm^3 werden für 24 Std mit den Staubpartikeln (kleinste Korngrößenfraktion) kontaminiert. Abschaben der Zellen von den Kulturgefäßen. Durch wiederholtes Einfrieren und Auftauen Zerstörung der Makrophagen, die Staubpartikel werden dann zusammen mit den Zelltrümmern bei 2 500 G/15 min abzentrifugiert (Heppleston 1970). Eine mit Eagles-Medium gezüchtete menschliche Lymphocytenkultur wird dann mit dem Überstand der Makrophagenkultur erneut für 66 Std kontaminiert. Nach 48 Std, d.h. 18 Std vor Versuchsende, Zusetzen von H^3-Thymidin. Die Zellkulturen werden auf Glasfiberfilterstreifen aufgesaugt, die Inkorporation von H^3-Thymidin im Vergleich zu einer Leerkontrolle wird in Flüssigkeitsszintillationszähler Aquasol (Intertechnik) in cpm gemessen.

Staubimplantation i.m. und i.p. in vivo

Die entsprechend den oben angegebenen Korngrößenfraktionen normierten Staubpartikel werden pro Zeitpunkt jeweils 4 Tieren in einer NaCl-Suspension i.m. und i.p. injiziert. Die Staubkonzentration beträgt bei der i.m.-Applikation 150 mg/ml und bei i.p.-Applikation 500 mg/ml. Entnahme des Gewebes 1 Tag, 4 Wochen und 26 Wochen nach Implantation in Chloralhydratnarkose. (Den zur Implantation von Metallstäuben vorgesehenen Tieren wurde nur entionisiertes Wasser verabreicht, die anderen Tiere erhielten Wasser aus der Wasserleitung).

Bei der i.m.-Applikation werden der umgebende Muskelmantel sowie Lymphknoten im Bereich der A. iliace externa und im Bereich der Aortenbifurkation entnommen.

Bei der i.p.-Applikation werden parietales Peritoneum, Mesenterialwurzel, Milz, Leber und Wirbelkörper entnommen. Außerdem wurden die paratrachealen Lymphknoten untersucht, die immer eine reichliche Beladung aufweisen. Fixation der Proben zu gleichen Teilen in Formalin 10% und in phosphatgepufferten (pH = 7,4) Glutaraldehyd 3,5%. Einbettung in Paraffin, das glutaraldehydfixierte Gewebe wird in Phosphatpuffer ausgewaschen. Nachfixation mit phosphatgepufferten Os O_4 1% für 2 Std, Einbettung in Araldit.

Färbung der Paraffinschnitte mit HE, außerdem kam eine modifizierte Schwefel-Amon-Eisenreaktion zur Anwendung.

Färbung der Semidünnschnitte mit Methylenblau (UNNa).

2.3.2 Festkörperimplantation

2.3.2.1 Intramusculäre Applikation

Pro Material wurden 20 weibliche, 150 ± 20 g schwere Han-Wistar-Ratten operiert.

Op-Methode

Nach i.p.-Chloralhydrat-Narkose (Chloralhydrat 3,6%, 1 ml/100 g Köröergewicht) erfolgt Rasur und Desinfektion der Rückenhaut. Unter sterilen Bedingungen wird diese und die Rückenmuskelfascie gespalten. Die paratvertebrale Muskulatur wird in ihrer Längsrichtung mit der Schere stumpf gespalten. In die Spalten werden Implantatkörper parallel zur Längsachse der Wirbelsäule eingelegt. Zur Implantation der Metallkörper wird eine kunststoffüberzogene Pinzette verwandt, um eine Verletzung der Passivschicht der Metallegierung zu vermeiden. Nach Fasciennaht erfolgt Hautverschluß durch Rückstichnähte, Desinfektion und Sprühklebeverband.

Implantationsdauer

Jeweils 4 Tieren werden nach 2 Wochen, 4 Wochen, 26 Wochen und 52 Wochen in intraperitonealer Choralhydratnarkose die Implantatkörper mit dem umgebenden Muskelmantel lebensfrisch entnommen.

Auswertung

Histologie. Fixation der entnommenen Proben in phosphatgepufferten (pH = 7,4) Glutaraldehyd 3,5%.

Nach der Fixation wird bei allen Metallegierungen, Keramik und kohlefaserverstärktem Kunststoff der Muskel parallel zur Längsachse des Implantatkörpers gespalten, dieser entfernt und ebenfalls in Glutaraldehyd fixiert. Danach wird die Muskulatur senkrecht zur Längsachse des Implantatkörpers in Scheiben geschnitten.

Bei PMMA wird der Stift belassen und vor der Einbettung mit Aceton aus dem Muskelmantel ausgelöst. Nachfixation mit Os O_4 1% für 2 Std, Aralditflacheinbettung. Anfertigung von Semidünnschnitten von 0,5 μ Dicke, Färbung mit Methylenblau (UNNa).

Rasterelektronenmikroskopische Untersuchung der Probekörper. Bei einigen Proben wurde der in lebensfrischem Zustand entnommene, umgebende Muskelmantel sowie der dazugehörige Probekörper sofort in Glutaraldehyd fixiert. Entwässerung der Proben in Alkohol, Übergang auf Frigen 13 über Frigen 11. Nach Gefriertrocknung werden die Proben mit Gold bedampft, Schichtdicke 100–150 Å. Untersuchung mit dem Rasterelektronenmikroskop (Zeiss, Novascan 30).

Morphometrie. Untersucht wurde morphometrisch die sich um den Festkörper bildende Bindegewebsmembran.

Methode der Messung:
Bei jedem der 4 Tiere wurde an jeweils dem kleinsten Durchmesser der Bindegewebsmembran mit dem Meßocular die Dicke der Membranschicht bei 250-facher Vergrößerung an 2 verschiedenen Meßpunkten in 5 Schnittstufen bestimmt.

Versuchsgruppen:
1. RT 18 (2, 4, 26, 52 Wochen)
2. LT 31 (2, 4, 26, 52 Wochen)
3. Endocast (2, 4, 26, 52 Wochen)
4. Co-Ni-Cr-Mo Ti-Legierung (2, 4, 26 Wochen)
5. V_4A-Stahl (2, 4, 26, 52 Wochen)
6. Keramik (2, 4, 26, 72 Wochen)
7. Kohlefaserverstärkter Kunststoff (2, 4, 26 Wochen).

Fragestellung:
Die Fragestellung war in 2 Gruppen aufzuteilen:
1. Vergleich der Membrandicke bei den verschiedenen Materialien pro Tötungszeitpunkt bezogen auf Reintitan (RT 18).
2. Vergleich der Membrandicke bei verschiedenen Tötungszeiten pro Material bezogen auf den 2-Wochen-Wert.

Berechnungsablauf:
1. Bartlett-Test zum Nachweis homogener Varianzen
2. Varianzanalyse mit dem F-Test
3. Multipler T-Test nach Duncan
4. Vorgabe = 5% = P 0,05.

Elektronenmikroskopie. Ein Teil der Präparate wird zur elektronenmiskroskopischen Untersuchung weiter verarbeitet. Die Anfertigung der Schnitte erfolgt mit dem Ultramikrotom REICHERT OmU-2, Schnittdicke 500–800 Å, Kontrastierung mit Uranylacetat und Bleicitrat. Untersuchung mit Elektronenmikroskop der Fa. Zeiss (EM 9 S2).

Histochemie. Bei allen Materialien wurde nach 26 Wochen die saure Phosphatase bestimmt. Die Entnahme der Implantatkörper mit dem umgebenden Muskelmantel geschieht in lebensfrischem Zustand. Das Implantat wird jedoch sofort nach Incision des Muskelmantels parallel zur Längsachse des Implantatkörpers entnommen. Einfrieren der Gewebeproben auf -70°C. An unfixierten Kryostatschnitten erfolgt die Bestimmung der Phosphatasereaktion nach Gomori oder Pearse, die Inkubationszeit betrug 2 und 6 Std.

Zellproliferation. Die Bestimmung der Zellproliferation erfolgte im Flüssigkeits-Szintilationszähler nach Gabe von ^{3}H-Thymidin: Dadurch können die an der DNA-Synthese beteiligten Zellen pro mg Gewebe erfaßt werden.

Mehrere Vortestungen zeigten, daß die Ergebnisse durch verschiedene Faktoren wesentlich beeinflußt werden. Es handelt sich dabei um folgende Punkte:

1. Verwendung fixierter oder unfixierter Proben
2. Wahl des Fixationsmittels (Formalin oder Bouin)
3. Implantationsort, wobei auch im Bereich der Rückenmuskulatur ein Links-Rechts-Unterschied besteht.

Auffallende Ergebnisunterschiede in Abhängigkeit von der Verabreichung des ^{3}H-Thymidin (einmalige Gabe oder Dauerinfusion) ergaben sich nicht (Pappritz u. Harms, 1979).

Nach dieser Vortestung erfolgte die Untersuchung der Zellproliferation wie folgt:

40 Ratten wurden PMMA-Zylinder, deren Größe dem ASTM-Standard angeglichen war, in die rechte paravertebrale Muskulatur, etwa 5 mm von der Wirbelsäule entfernt, implantiert. Die unbehandelte linke Seite diente als Kontrollseite. Zur gleichen Zeit wurden weitere 40 Ratten scheinoperiert, wobei die linke paravertebrale Muskulatur ebenfalls als Kontrolle diente. Die Implantation erfolgte unter sterilen Bedingungen, die Haut- und Faschiennaht erfolgte mit Prolene. Zwei Stunden vor Tötung erhielten die 80 Ratten ^{3}H-Thymidin. Die Tiere wurden in Pentobarbital-Narkose getötet und zwar am 1., 3., 7., 14., 23. und 49. Tag nach der Implantation, bzw. nach der Scheinoperation.

Nach Entnahme der Gewebeproben (100 bis 150 mg) erfolgte die Fixation für 24 Std in Bouinlösung. Die Waschung der Proben erfolgte nach der Fixation wie folgt: Inaktives Fixationsmittel (0,5 g kaltes Thymidin/l; dieses wird in zweistündigem Abstand 3 mal gewechselt) – 40% Alkohol, (3 x 2 Std) – 70% Alkohol, (3 x 2 Std) – 94% Alkohol, (2 x 2 Std) – 100% Alkohol, (2 Std).

Danach erfolgt Trocknung der Proben bei 80°C und Veraschung im Packard Sample Oxidizer, Modell 306. Die Flüssigkeitsszintilationszählung erfolgte im Packard Tricarb, Modell 3358.

Die Dpm-Werte werden statistisch abgesichert durch den Student's-t-Test, durch den Bartlett-Test oder durch die Regressions-Analyse. Als Signifikanz wurde P – 5% angesetzt.

2.3.2.2 Intraossäre Applikation

Pro Material wurden 20 weibliche Han-Wistar-Ratten mit einem Körpergewicht von 150 ± 20 g verwandt. Aufzucht und Fütterung wie oben beschrieben.

Op-Methode

In i.p.-Chloralhydratnarkose Rasur und Desinfektion des gesamten li. Hinterlaufes. Von medial her Eröffnung des Kniegelenkes, Teilablösung des m. vastus medialis im distalen Drittel, Luxation der Kniescheibe nach lateral. Im Bereich des Innenbandansatzes Markierung eines Loches in der Corticalis mit einer Injektionsnadel. Die Femurrolle wird nun quer zur Längsachse des Oberschenkelschaftes mit einem Bohrer von 1 mm Dicke aufgebohrt, das Loch wird dann bis auf 1,5 mm mit einem 2. Bohrer erweitert. Ausspülen des Bohrloches mit 0,9% Kochsalzlösung und Implantation des Probekörpers quer in die

Femurcondyle, so daß dieser im Bereich der medialen und lateralen Femurcondyle zum Liegen kommt. Zurückverlagerung der Kniescheibe, Muskel- und Kapselnaht. Hautnaht durch Rückstichnähte, Desinfektion und Sprühklebeverband. Eine postoperative Röntgenkontrolle bestätigt die richtige Lage des Implantates und das Fehlen einer Fraktur im Bereich der Femurcondyle.

Implantationsdauer

Nach 2, 4, 26 und 52 Wochen werden in Chloralhydratnarkose die Femurcondylen mit dem Probekörper entnommen. Zur schnelleren Fixation wird der Knorpelbelag entfernt, so daß ein Teil der Spongiosastruktur frei liegt und das Eindringen des Fixationsmittels erleichtert wird.

Auswertung

Lichtmikroskopie. Fixation in phosphatgebufferten (pH 7,4) Glutaraldehyd 3,5%. Entkalkung der Femurrolle in EDTA 20% (pH 7,2 Trilon B®) bei einer Temperatur von 56°C bis zu 36 Std. Spaltung der Femurcondyle parallel zur Längsachse des implantierten Festkörpers, Entnahme des Festkörpers, Zerlegen des Knochens in Scheiben senkrecht zur queren Femurachse (bei PMMA erfolgt die Entfernung des Probekörpers mit Aceton).

Nachfixation mit Os O_4 1% für 2 Std, Aralditflacheinbettung, Anfertigung von Semidünnschnitten von 0,5 μ Dicke, Färbung mit Methylenblau (UNNa).

Elektronenmikroskopie. Ein Teil der Proben wird zur elektronenmikroskopischen Untersuchung, wie oben beschrieben, weiter verarbeitet.

2.3.3 Vergleichende Untersuchungen

2.3.3.1 Tierexperiment

Bei 20 Hunden wurden tiergerecht verkleinerte Prothesen, bei denen der Stiel aus einer Metallegierung, Kopf und Pfanne aus Keramik bestehen, ohne Verwendung von Knochenzement unter sterilen Bedingungen implantiert. Die Tötung der Tiere erfolgte nach 3, 6 und 12 Monaten, Entnahme des Kapselregenerates, Fixation in Formalin, Einbettung in Paraffin, HE-Färbung.

2.3.3.2 Humanimplantation

Kapselgewebe, das beim Prothesenwechsel, bzw. beim Prothesenausbau gewonnen wurde, wird in Formalin (10%) fixiert. Einbettung in Paraffin, Färbung nach HE oder van Gieson, außerdem wurde in Einzelfällen eine modifizierte Schwefel-Amon-Eisenreaktion durchgeführt.

Folgende Reibkörperpaarungen konnten dabei untersucht werden (Beobachtungszeit 3–6 Jahre):
15 Fälle: Metall – Polyäthylen (Beobachtungszeit 3 Monate – 7 Jahre)
15 Fälle: Keramik – Keramik (Beobachtungszeit 3–18 Monate).

3 Ergebnisse

3.1 Stäube

3.1.1 Zellkultur

3.1.1.1 Morphologie

Bei einer Einwirkungszeit der Stäube von 2 und 24 Std auf die Zellkulturen aus glykolat-stimulierten Peritonealmakrophagen läßt sich lichtmikroskopisch bei keinem der unter-suchten Stäube eine materialspezifische Schädigung der Zellen erkennen. Innerhalb des Cytoplasmas der mit Staub kontaminierten Peritonealmakrophagen sind Vacuolen zu er-kennen, die sich in gleicher Weise auch bei den Kontrollmakrophagen finden. Nach Kon-tamination sind die Staubpartikel z.T. von Makrophagen aufgenommen, z.T. sind sie der Zellmembran angelagert, z.T. liegen sie noch frei im Medium (Abb. 4a,b). Die kleineren Staubfraktionen werden besser von den Zellen aufgenommen, als dies bei den großen Stäuben der Fall ist. Unterschiedliche Reaktionen auf die verschiedenen Stäube sind nicht zu erkennen, auch bestehen keine quantifizierbaren Unterschiede zwischen der Einwir-kungszeit von 2 und 24 Std.

Ein Vergleich mit den Kontrollamkrophagen zeigt jedoch, daß nach 24-stündiger Im-plantation deutlich weniger staubbeladene Peritonelmakrophagen auf den Leightontubes anhaften, als dies nach 2-stündiger Staubexposition der Fall ist.

Die vereinzelt vorkommenden Fibroblasten sind unauffällig, bei einigen konnte eine Partikelaufnahme beobachtet werden.

3.1.1.2 Messung der DNA-Synthese im Lymphocytentransformationstest

Im LT-Test ließ sich keine signifikante Abschwächung des Thymidineinbaues unter Ein-wirkung des staubbehandelten Makrophagenüberstandes feststellen. Bei der unbehandelten Leerkontrolle liegt die PHA-Stimulation bei einem Mittel von 20 000 cpm, unter Einwir-kung der Stäube konnten folgende Werte gemessen werden:

Keramik	$(0-5\,\mu)$:	18 000 Dpm
M 20 uggl.	$(<20\,\mu)$:	16 700 Dpm
M 20 ggl.	$(<20\,\mu)$:	17 600 Dpm
Co-Ni-Cr-Mo-Ti-Legierung	$(<20\,\mu)$:	19 200 Dpm
Kohlefaserverstärkter Kunststoff	$(<20\,\mu)$:	18 700 Dpm

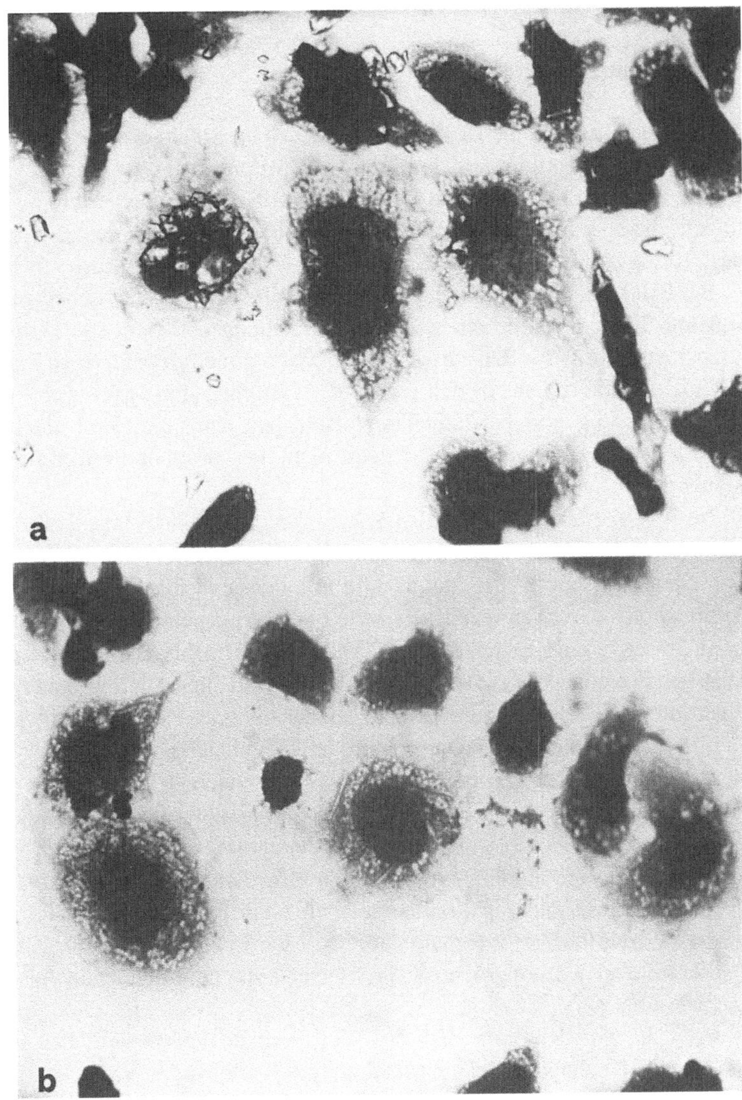

Abb. 4. a Keramikstaub in der Zellkultur. Keramikstaub < 5 μ, 24 Std nach Applikation, Keramikpartikel innerhalb der Makrophagen gespeichert, keine Zellschädigung, Färbung nach Pappenheim (Vergrößerung x 806). **b** Makrophagen in der Zellkultur. Unbehandelter Kontrollmakrophag, Färbung nach Pappenheim (Vergrößerung x 806)

20

3.1.2 Testung der Stäube in vivo

3.1.2.1 Intramusculäre Applikation

Nach einem Tag sind die Depots der untersuchten Stäube von neutrophilen, vereinzelt auch eosinophilen Granulocyten durchsetzt, dazwischen sind spärlich Lymphocyten nachzuweisen (Abb. 5a). Am Rande der Staubdepots sind zuweilen zerfallene Muskelfasern zu finden, die ebenfalls von Granulocyten durchsetzt sind. Bei dem Staub M 20 ggl. und M 20 uggl. treten zusätzlich Plasmazellen auf.

Bei PMMA sind bereits *nach einem Tag* vermehrt Histiocyten eingewandert, die bei den anderen Staubarten nur vereinzelt zur Darstellung kommen. Ein Unterschied in der cellulären Reaktion ist bei den verschiedenen Staubgrößen der einzelnen Staubarten nach einem Tag nicht festzustellen. In den regionalen Lymphknoten lassen sich lediglich bei Co-Ni-Cr-Mo-Ti-Legierung und bei kohlefaserverstärktem Kunststoff mit einer Partikelgröße 20 μ vereinzelt Partikel nachweisen, jedoch nicht bei größerer Partikelgröße und bei anderen Staubarten.

Nach 4 Wochen steht bei allen Staubarten eine histiocytäre Reaktion im Vordergrund, nur vereinzelt können auch Granulocyten und Lymphocyten nachgewiesen werden (Abb. 5b). Die Staubdepots aller Stäube sind mit wenigen Fibroblasten durchsetzt, innerhalb der Staubdepots ist nur vereinzelt eine zarte Faserbildung zu erkennen.

M 20 uggl. zeigt gegenüber M 20 ggl. noch vermehrt Lymphocyten, auch sind Plasmazellen und vereinzelt Mastzellen nachzuweisen. Bei allen Staubgrößen findet sich die gleiche Reaktion, daneben kommen jedoch bei der höheren Partikelgröße vermehrt Riesenzellen zur Darstellung, die sich diesen großen Partikeln anlagern.

In den *regionalen Lymphknoten* lassen sich nach 4 Wochen nur bei dem Staub K 5 spärlich Partikel in der B- und T-Region nachweisen: In der B-Region liegen sie in den histiocytären Reticulumzellen der Reaktionszentren der Follikel, in der T-Region locker verstreut, z.T. auch in kleinherdigen Makrophagenansammlungen (Abb. 6).

Bei K-10 und anderen Staubarten, deren Partikelgröße unter 20 μ liegt, können nur ganz vereinzelt Partikel innerhalb der regionalen Lymphknoten nachgewiesen werden (Abb. 7). Bei höherer Partikelgröße ist eine Verschleppung in die regionalen Lymphknoten nicht nachzuweisen.

Nach 26 Wochen findet sich bei allen Stäuben im wesentlichen die gleiche Reaktion wie nach 4 Wochen, wobei eine histiocytäre Reaktion im Vordergrund steht. Eine auffällige Zunahme der cellulären Reaktion ist nicht zu erkennen. Bei dem Staub K 5 erscheinen die Makrophagen jedoch dichter als nach 4 Wochen mit Keramikpartikeln beladen, so daß die Zellgrenzen nur noch undeutlich zu erkennen sind (Abb. 5c).

Bei keinem der Stäube konnte eine bindegewebige Abkapselung der Staubdepots beobachtet werden.

Wie nach 4 Wochen finden sich bei den großen Staubpartikeln neben Histiocyten auch Riesenzellen. Durch die geringere Beladung der Makrophagen mit den Staubpartikeln wirken die Staubdepots bei höherer Partikelgröße zellreicher (Abb. 8a, b).

Abweichend von den übrigen Stäuben finden sich bei PMMA zellarme Herde mit lipoidbeladenen Riesenzellen sowie Histiocyten mit feinkörnigem Material. Dazwischen liegen schmale Fibrocyten und selten Lymphocyten. Eine nennenswerte Bindegewebskapsel hat sich nicht ausgebildet (Abb. 9a, b).

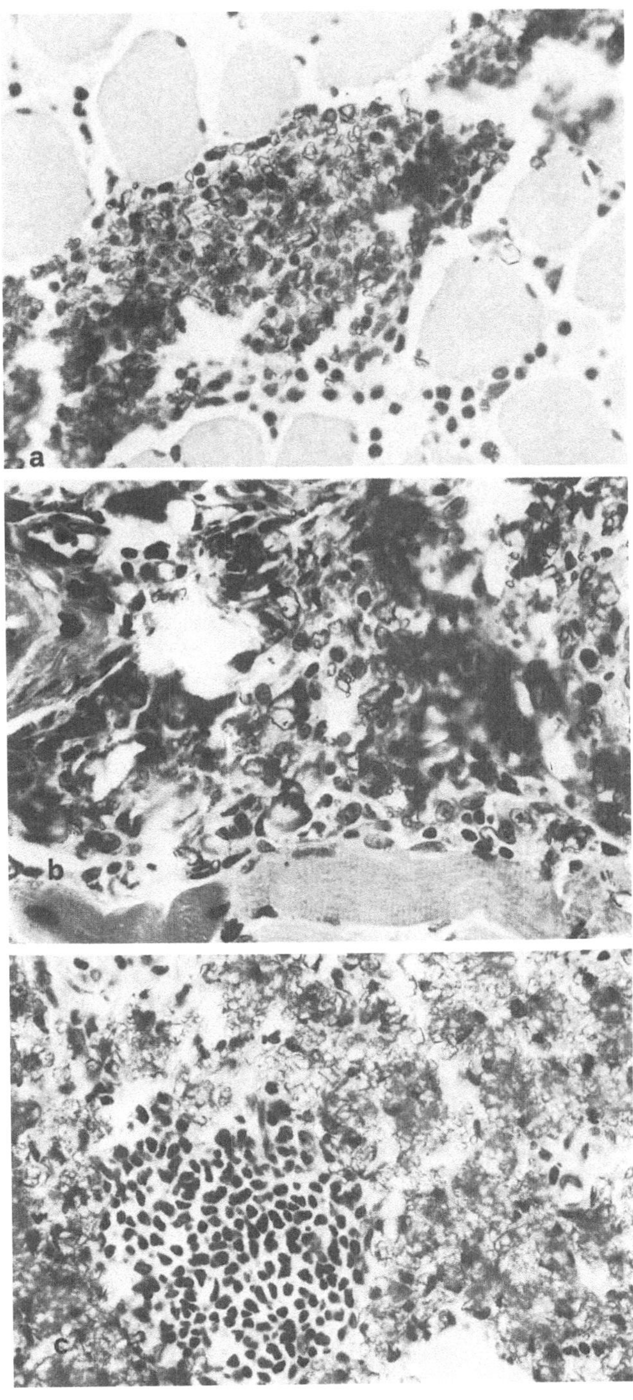

Abb. 5 a-c. Staubapplikation i.m. **a** Keramik < 5 μ, 1 Tag p.op., granulocytäre Reaktion HE (Vergrößerung x 640), **b** Keramik < 10 μ, 4 Wochen p.op., histocytäre Reaktion HE (Vergrößerung x 640), **c** Keramik < 5 μ, 26 Wochen p.op. Histiocyten voll mit Keramikstaub beladen, keine auffallende Faserbildung HE (Vergrößerung x 640)

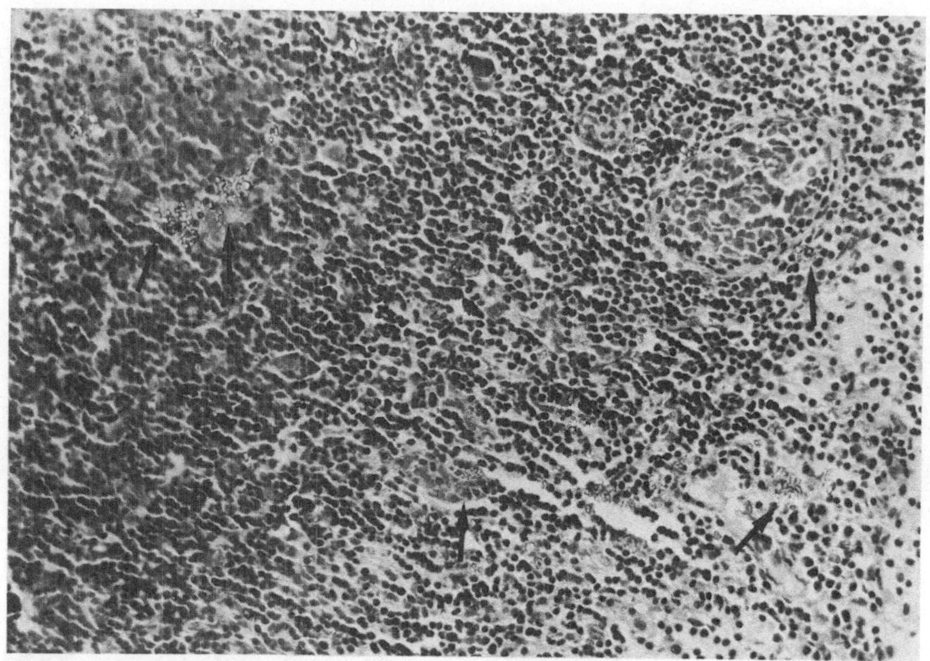

Abb. 6. Keramikstaub < 5 μ, i.m., 4 Wochen p.op., Ablagerung in regionale Lymphknoten 〈↑〉 HE (Vergrößerung x 307)

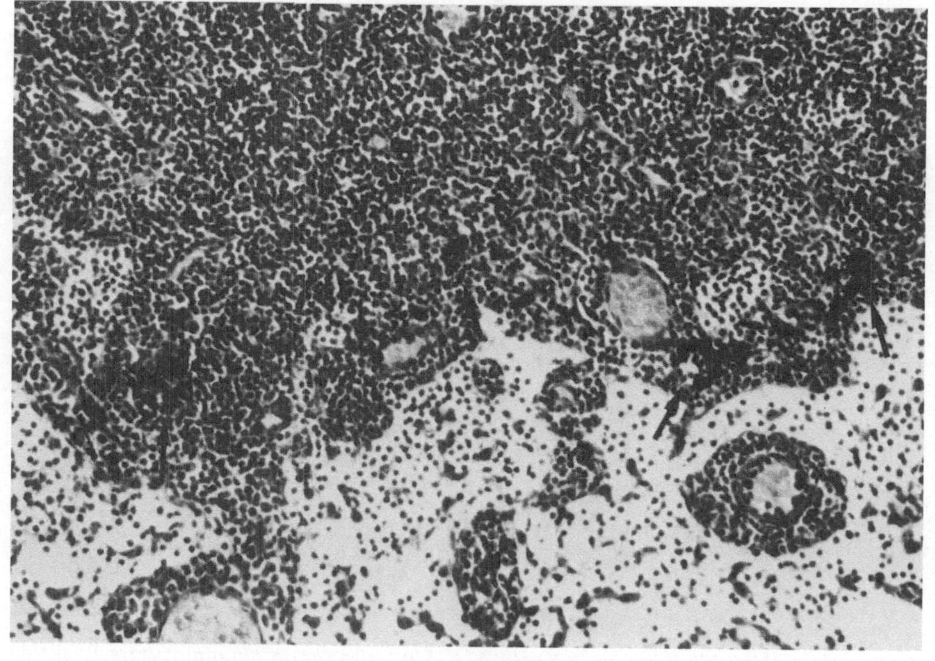

Abb. 7. Staubapplikation i.m., kohlefaserverstärkter Kunststoff, < 22 μ, 4 Wochen p.op. Vereinzelt Partikel im regionalen Lymphknoten 〈↑〉· HE (Vergrößerung x 256)

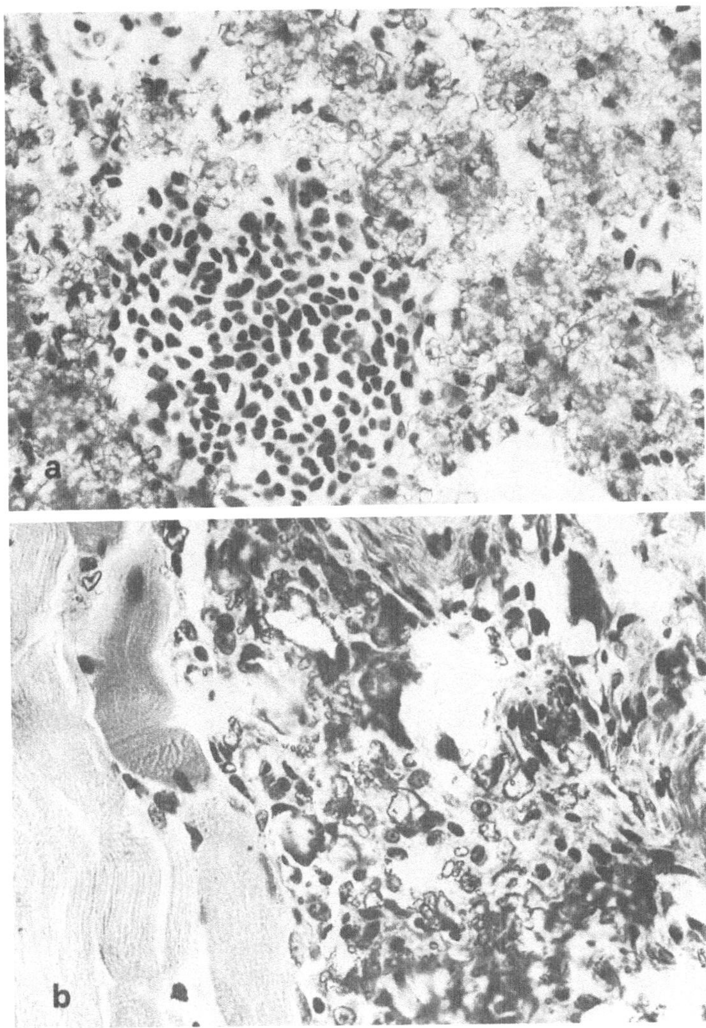

Abb. 8 a, b. Vergleich der histiocytären Reaktion bei verschiedener Partikelgröße, Keramikstaub i.m., 26 Wochen. **a** Partikelgröße 5 μ, Partikel dicht gepackt innerhalb der Makrophagen. HE (Vergrößerung x 640). **b** Partikelgröße zwischen 5 und 10 μ, weniger Partikel innerhalb der Makrophagen, die Staubdepots wirken dadurch zellreicher. HE (Vergrößerung x 640)

In den regionalen Lymphknoten ließen sich nur bei dem Staub K 5 mehrere mit Keramikstaub beladene Makrophagen nachweisen, bei allen anderen Stäuben waren die Lymphknoten frei (Abb. 10).

3.1.2.2 Intraperitoneale Applikation

Nach einem Tag finden sich bei allen Stäuben im wesentlichen die gleichen Reaktionen wie bei der i.m.-Applikation. Die Staubdepots sind innerhalb der Serosa und auch in der Mesen-

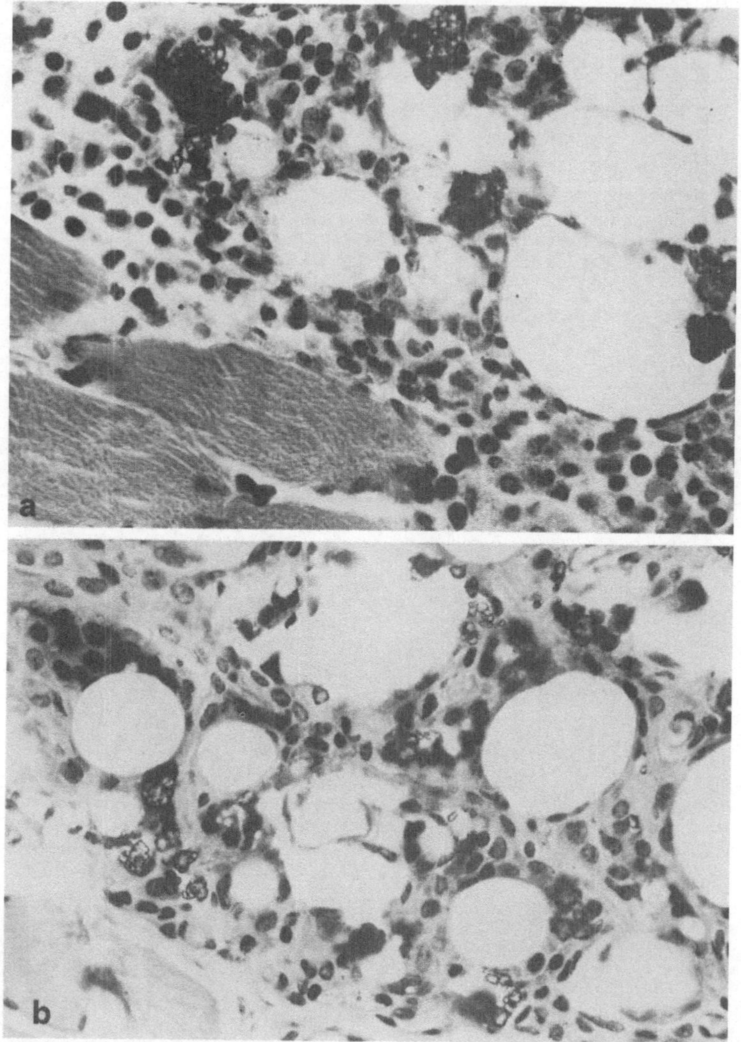

Abb. 9 a, b. PMMA-Staub i.m. **a** 1 Tag p.op., HE (Vergrößerung x 640), **b** 26 Wochen p.op., lipoidbeladene Riesenzellen, Histiocyten mit feinkörnigem Material beladen, HE (Vergrößerung x 640)

terialwurzel zu finden, wobei neben reichlich Lymphocyten auch Granulocyten nachzuweisen sind (Abb. 11a).

Bei allen Stäuben finden sich bereits zu diesem Zeitpunkt immer wieder Makrophagen, die bei der i.m.-Applikation nur vereinzelt nachweisbar waren (Abb. 11b).

Der Staub M 20 uggl. zeigt gegenüber M 20 ggl. bei gleicher Partikelgröße eine gering stärkere Reaktion. Eine Verschleppung von Partikeln in die Milz und in die Leber war zu diesem Zeitpunkt nur bei kohlefaserverstärktem Kunststoff (Partikelgröße <22 μ) nachzuweisen. In der Milz lagen die sehr feinen Staubniederschläge innerhalb der Makrophagen, in der Leber vereinzelt auch in Kupffer'schen Sternzellen (Abb. 12a, b).

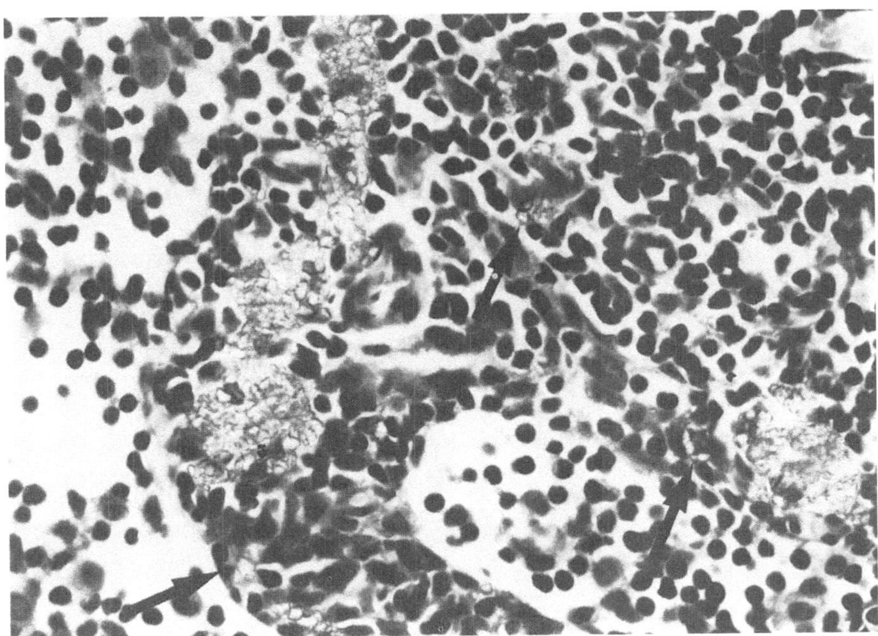

Abb. 10. Staubimplantation i.m., Keramik < 5 μ, 26 Wochen p.op. Ablagerung von Keramikpartikeln im regionalen Lymphknoten innerhalb von Makrophagen ⟨↑⟩. HE (Vergrößerung x 640)

Nach 4 Wochen steht wie bei der i.m.-Applikation auch bei der i.p.-Applikation die histiocytäre Reaktion bei allen Stäuben im Vordergrund. Daneben finden sich auch vereinzelt Leukocyten und Lymphocyten sowie Rund- und Mastzellen. Die kleineren Stäube sind bevorzugt innerhalb von Makrophagen gespeichert (Abb. 13a), wohingegen bei größeren Stäuben sich wiederum Riesenzellen den einzelen Staubpartikeln anlagern und auch innerhalb der Staubdepots zu finden sind (Abb. 13b).

Im Unterschied zu den übrigen Stäuben finden sich bei PMMA entsprechend zur i.m.-Applikation innerhalb des Mesenteriums Knötchen auch optisch leeren Vacuolen, weiterhin sind innerhalb dieser Knötchen mit feinkörnigem Material beladene Histiocyten zu erkennen. Um die optisch leeren Vacuolen sind kleine mononucleäre und kleinkernige Riesenzellen angelagert.

Bei K 5, M 20 ggl. und uggl. sowie kohlefaserverstärktem Kunststoff können vereinzelt Partikel bereits zu diesem Zeitpunkt in Milz und Leber nachgewiesen werden (Abb. 14a,b), wobei die Partikel bevorzugt in Makrophagen gespeichert zur Darstellung kommen. Die Ausbildung von Granulomen innerhalb der Leber wird nicht beobachtet.

Nach 26 Wochen zeigt sich im wesentlichen die gleiche Reaktion wie nach 4 Wochen. Im Vordergrund steht eine histiocytäre Reaktion, wobei im Bereich der Staubdepots auch vereinzelt herdförmige Lymphocytenansammlungen zu erkennen sind (Abb. 15a). Innerhalb der Staubdepots kann zuweilen eine Capillareinsprossung beobachtet werden.

Bei K 5 sind wie bei der i.m.-Applikation die Histiocyten kräftig mit Staub beladen. Bei K 10 dagegen ist die Staubbeladung geringer, was in gleicher Weise auch für die anderen, gröberen Stäube gilt (Abb. 15b). Bei keinem der Stäube ist eine bindegewebige Abkapselung der Staubdepots nachzuweisen.

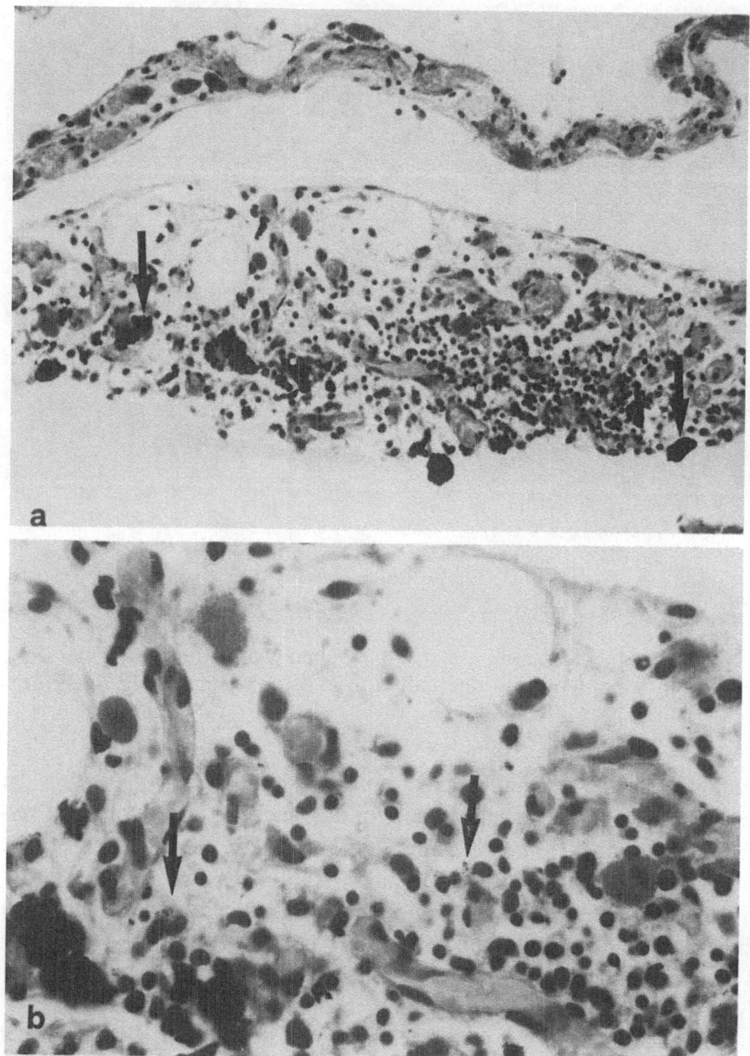

Abb. 11 a, b. Staubapplikation intraperitoneal. **a** M 20 ggl., i.p., 1 Tag, Ablagerung in der Serosa, Granulocyten, reichlich Lymphocyten und vereinzelt Histiocyten. HE (Vergrößerung x 256). **b** Dasgl. bei stärkerer Vergrößerung: Ablagerung kleiner Metallpartikel ⟨↑⟩ innerhalb von Makrophagen. HE (Vergrößerung x 640)

Bei K 5 können in der Leber und in der Milz vereinzelt staubbeladene Makrophagen im Portalfeld nachgewiesen werden, eine Granulombildung ist jedoch auch hier nicht zu beobachten. Auch bei den anderen Stäuben (Partikelgröße <20 μ) ist vereinzelt eine Verschleppung von Staub in Milz und Leber nachzuweisen, die Staubpartikel liegen innerhalb von Sternzellen. Lediglich bei PMMA kann auch eine Verschleppung in Leber und Milz nicht eindeutig nachgewiesen werden.

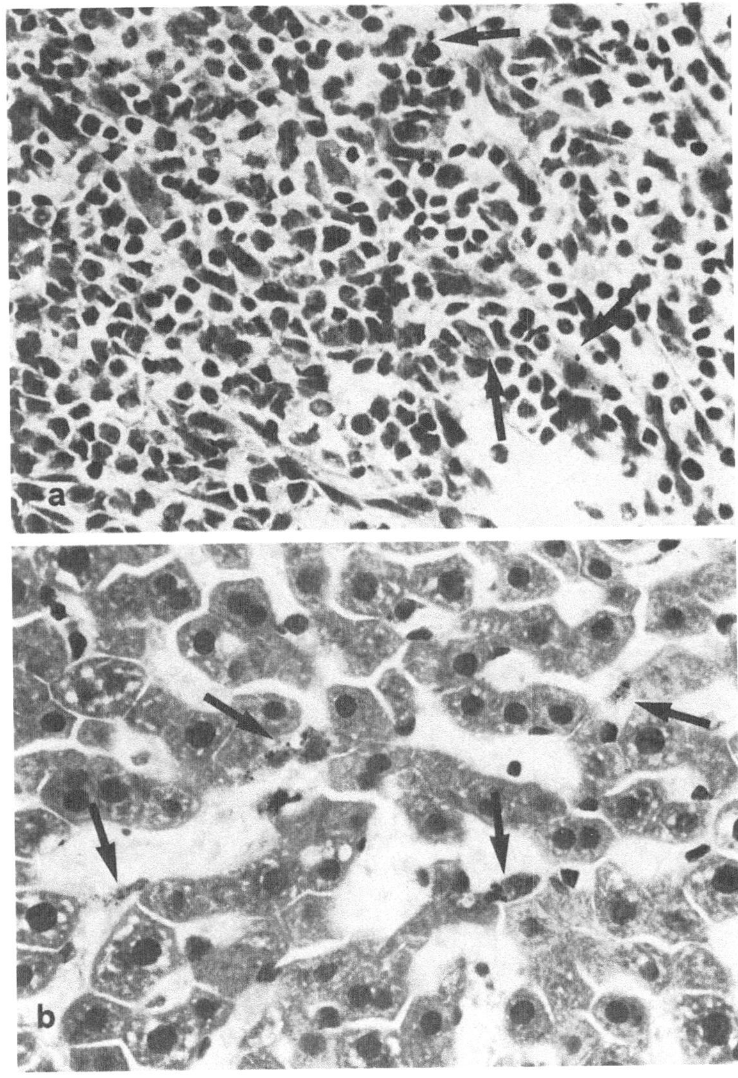

Abb. 12 a, b. Staubapplikation i.p., kohlefaserverstärkter Kunststoff < 22 μ, 1 Tag p.op. Verschleppung von Partikeln in Milz und Leber. **a** Speicherung der Partikel in Makrophagen der Milz ⟨↑⟩. HE (Vergrößerung x 640). **b** Speicherung der Partikel in Kupfer'schen Sternzellen der Leber ⟨↑⟩. HE (Vergrößerung x 640)

Bei keinem der untersuchten Stäube konnten wir in dem Beobachtungszeitraum von 26 Wochen die Verschleppung von Partikeln in das Knochenmark beobachten. Neuere Untersuchungen mit Keramikpartikeln <2 μ haben jedoch gezeigt, daß eine Verschleppung dieser Partikel in das Knochenmark nach 26 und 52 Wochen möglich ist.

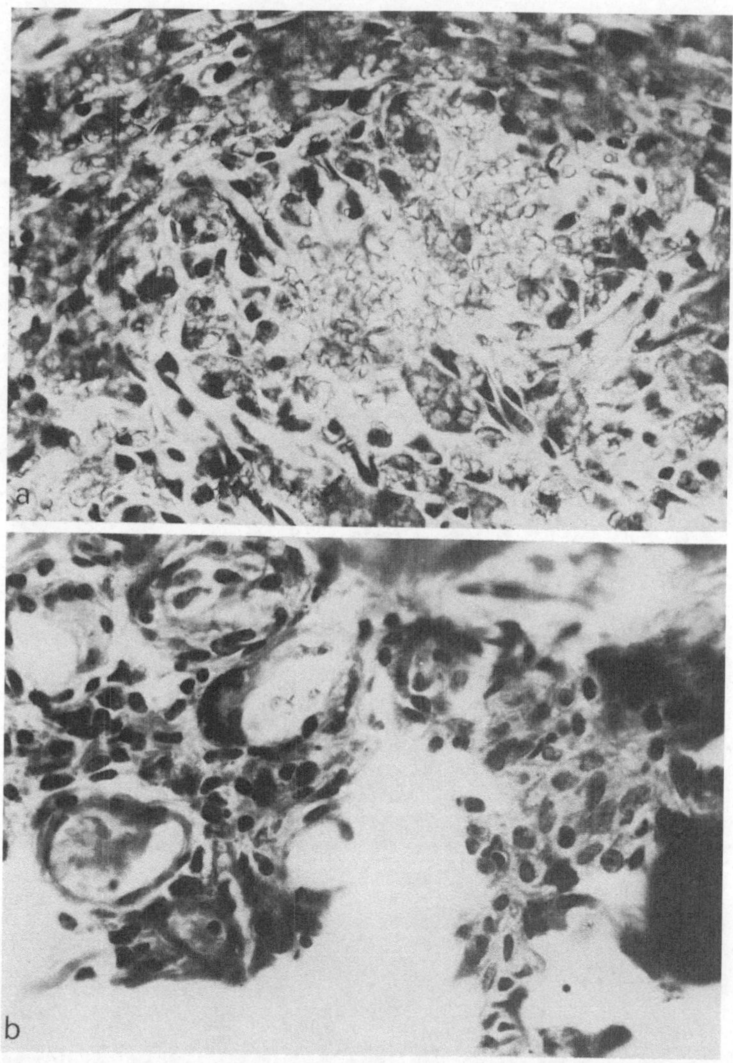

Abb. 13 a, b. Staubapplikation intraperitoneal. **a** Keramikstaub < 5 μ, i.p., 4 Wochen p.op. Speicherung in Makrophagen. HE (Vergrößerung x 640). **b** M 45 ggl., i.p., 4 Wochen p.op. Anlagerung von Fremdkörperriesenzellen an die Partikel. Partikel z.T. beim Schneiden ausgerissen. HE (Vergrößerung x 640)

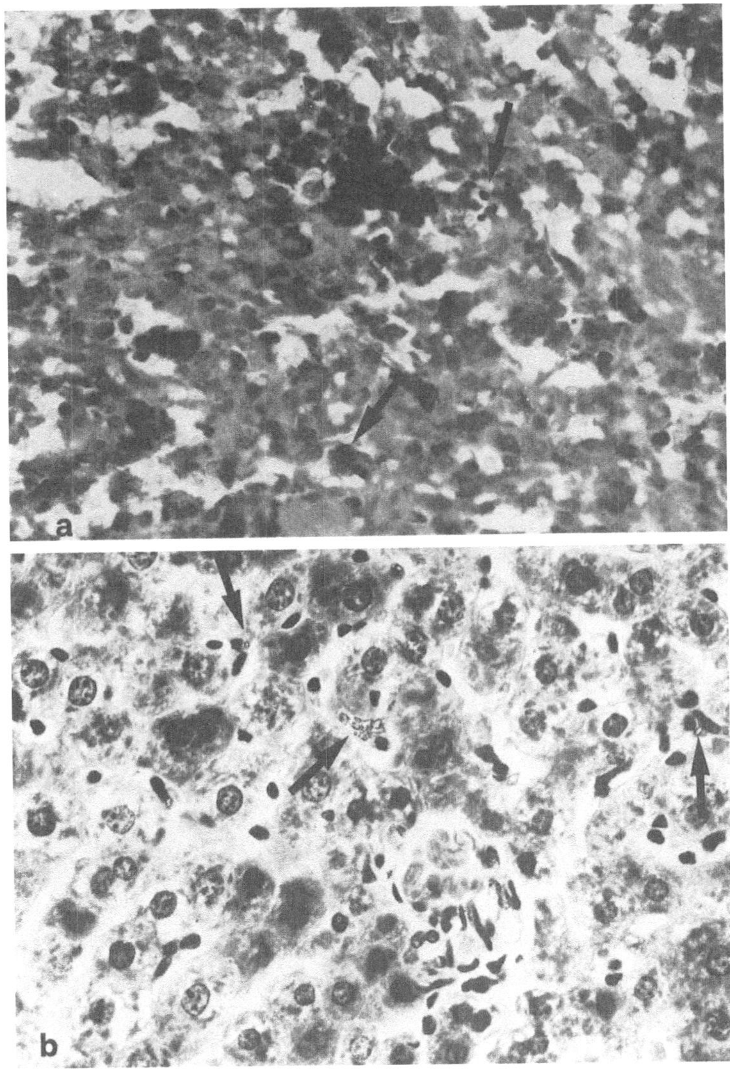

Abb. 14 a, b. Staubapplikation i.p., Verschleppung von Staubpartikeln in Milz und Leber. **a** M 20 uggl., 4 Wochen p.op. vereinzelte Ablagerungen in der Milz ⟨↑⟩. FE (Vergrößerung x 640). **b** Keramik < 5 μ, vereinzelt Keramikpartikel ⟨↑⟩ innerhalb von Kupfer'schen Sternzellen, keine Granulombildung. HE (Vergrößerung x 640)

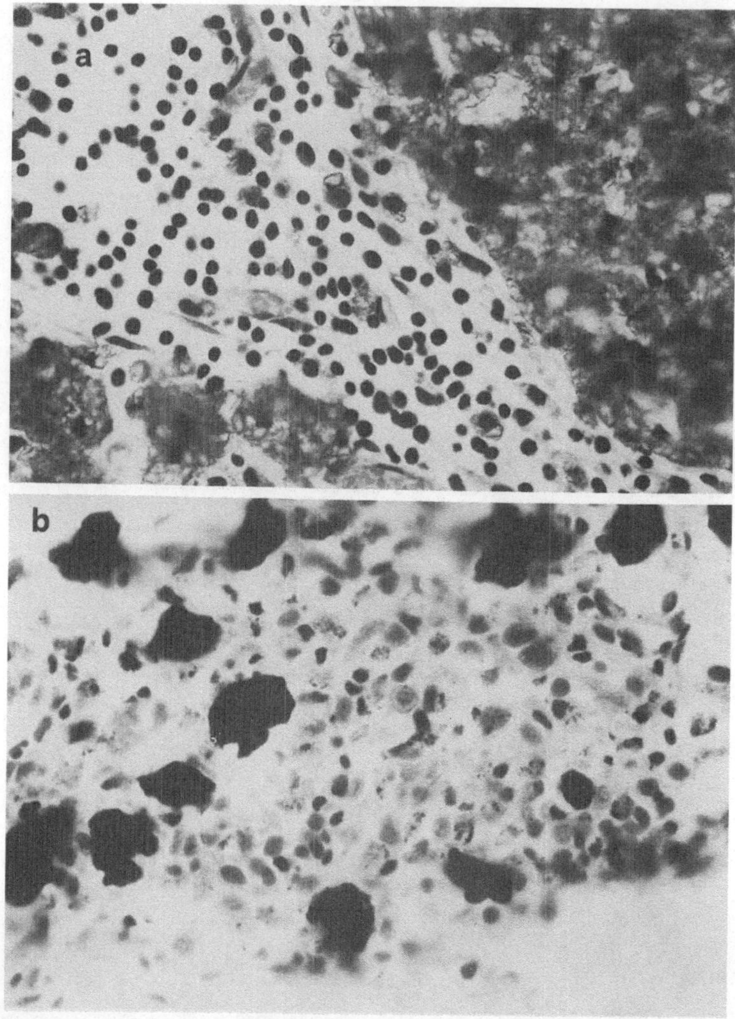

Abb. 15 a, b. Staubimplantation i.p., 26 Wochen p.op. **a** Keramik < 5 μ, dicht bepackt innerhalb von Makrophagen. HE (Vergrößerung x 640). **b** Versuchslegierung < 20 μ, Beladung der Makrophagen mit Staub geringer als bei Keramik. HE (Vergrößerung x 640)

3.2 Festkörperimplantation i.m. und i.o.

3.2.1 Intramusculäre Applikation

3.2.1.1 Lichtmikroskopischer Befund

Bei allen Implantatkörpern finden sich im wesentlichen die gleichen Reaktionen. Sämtliche Proben heilen rasch ein. Bereits *nach 2 Wochen* sind die Proben vollständig von einer Bindegewebsmembran umschlossen. Diese Membran ist zellreich und enthält reichlich histiocytäre Elemente und Fibroblasten, daneben auch locker eingestreute Lymphocyten und Granulocyten. Schon jetzt grenzt eine geschlossene Schicht aus cytoplasmareichen Histiocyten und mehrkernigen Riesenzellen an die Implantatproben (Abb. 16). Nur in den äußersten Abschnitten der Membran sind spärlich junge Kollagenfasern vorhanden, die an einzelne atrophische Muskelzellen grenzen. Qualitativ faßbare Unterschiede in der cellulären Reaktion sind bei den einzelnen Implantatmaterialien nicht zu erkennen.

Nach 4 Wochen ist die Bindegewebsmembran dünner und zellärmer, zum Implantat hin ist weiterhin eine geschlossene Zellschicht vorhanden. Es handelt sich hier um eine 1–3-reihige Zellage aus relativ hohen Zellen, die jedoch alle im gleichen Niveau liegen. Neben diesen einkernigen histiocytären Zellen finden sich auch flach ausgezogene, mwhrkernige Riesenzellen (Abb. 17 a). Die innersten Membrananteile enthalten jetzt ebenfalls zirculär angeordnete Kollagenfasern. Die Zellen innerhalb der Membran erscheinen ausgezogen;

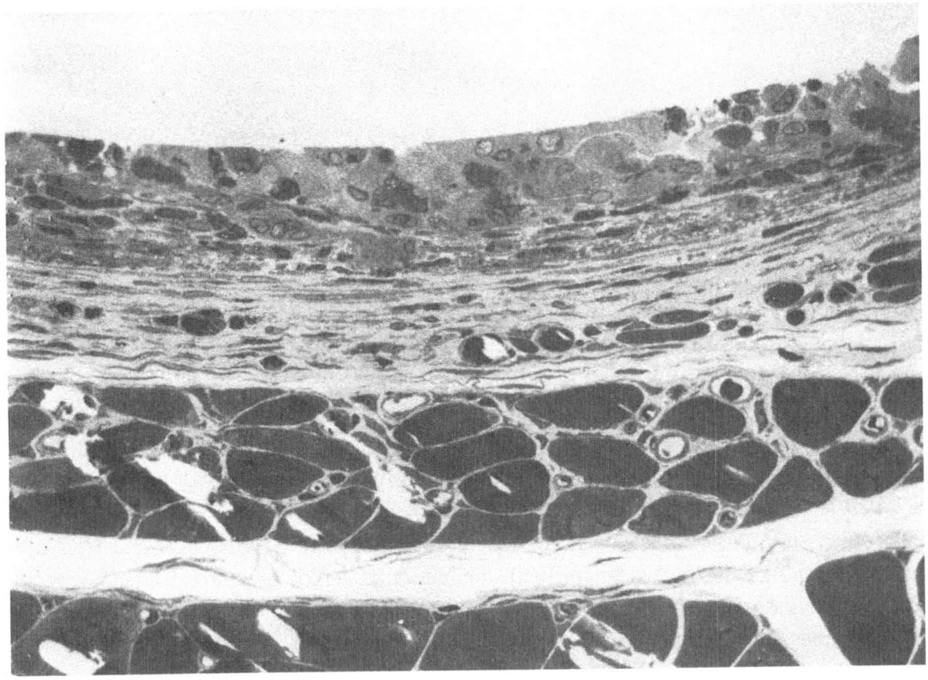

Abb. 16. Festkörperimplantation i.m., Keramik 2 Wochen postoperativ. Bindegewebsmembran mit zum Implantat hin aufsitzender 1-3-reihiger Histiocytenschicht. Semidünnschnitt, Methylenblau (Vergrößerung x 640)

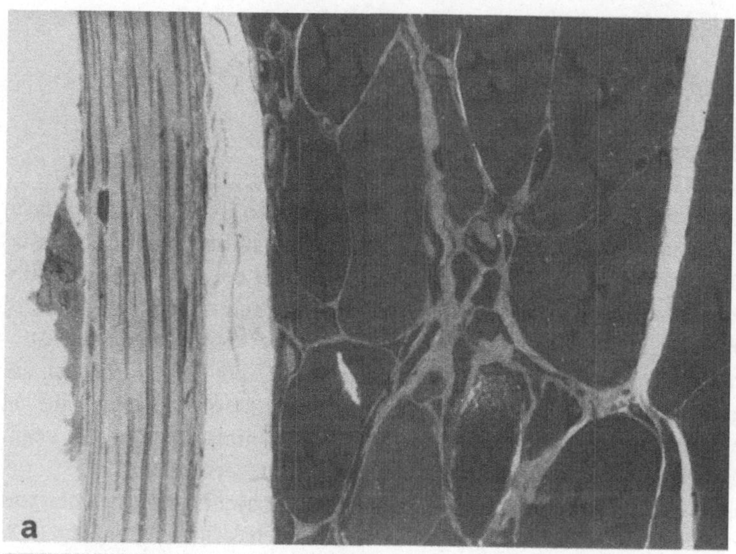

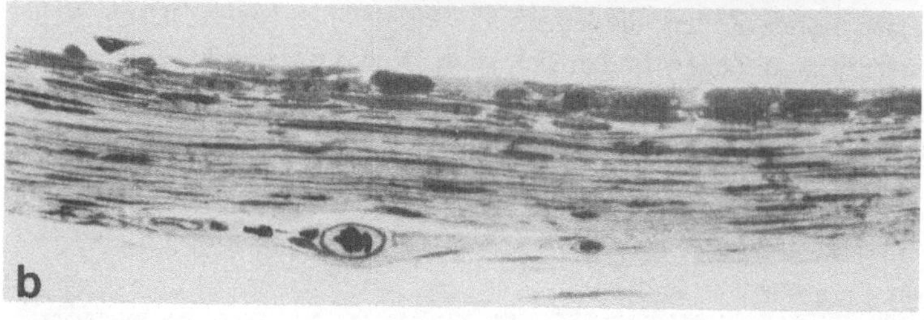

Abb. 17 a, b. Festkörperimplantation i.m., 4 Wochen postoperativ, Abklingen des akuten entzündlichen Reizes. **a** Keramik, Makrophagenschicht bei der Präparation z.T. abgerissen, lichtmikroskopisch kein Unterschied Fibroblasten − Makrophagen innerhalb der Bindegewebsmembran. Semidünnschnitt, Methylenblau (Vergrößerung x 640). **b** LT 31, Makrophagenschicht erhalten. Semidünnschnitt, Methylenblau (Vergrößerung x 640)

eine Unterscheidung zwischen Fibroblasten und Histiocyten ist lichtmikroskopisch nicht mehr möglich (Abb. 17 b). Die außen an die Bindegewebsmembran angrenzende Muskulatur zeigt regelhafte Strukturen, entzündliche oder degenerative Veränderungen fehlen.

Im Vergleich mit den übrigen Materialien zeigt die Co-Ni-Cr-Mo-Ti-Legierung (Abb. 18 a) sowie das Endocast der Fa. Krupp (Abb. 18 b) zu diesem Zeitpunkt noch eine kräftigere celluläre Reaktion, wodurch auch die Membran relativ zellreich erscheint.

Nach 26 Wochen findet sich ein sehr ähnliches Bild: Die der Membran aufsitzenden Deckzellen sind jetzt jedoch meistens einschichtig, auch die Riesenzellen sind flach ausgezogen. Gegenüber der 4. Woche erscheint die Membran schmäler, dabei jedoch faserreicher.

Die innerhalb der Membran zwischen den Kollagenfasern liegenden Histiocyten und Fibroblasten sind schmal ausgezogen, wobei sie sich parallel zur Implantatoberfläche ausrichten.

Abweichend von den übrigen Implantatmaterialien lassen sich bei Keramik zu diesem Zeitpunkt innerhalb der Histiocyten kleine Keramikpartikel nachweisen.

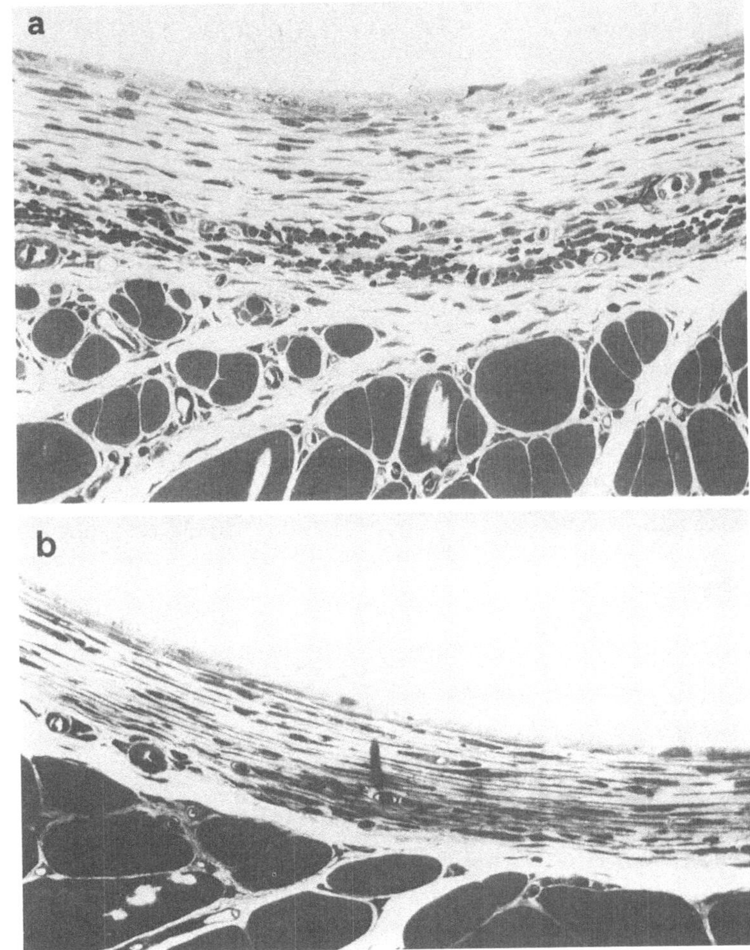

Abb. 18 a, b. Festkörperimplantation i.m., 4 Wochen postoperativ. Bindegewebsmembran mit noch kräftiger cellulärer Reaktion, aufsitzende 2-3-reihige Makrophagen- und Fremdkörperriesenzellschicht. **a** Endocast, Semidünnschnitt, Methylenblau (Vergrößerung x 400). **b** Co-Ni-Cr-Mo-Ti-Legierung, Semidünnschnitt, Methylenblau (Vergrößerung x 400)

Bei der Co-Ni-Cr-Mo-Ti-Legierung treten bei einer Probe nach 26 Wochen zwischen der Kapsel und dem angrenzenden Muskel histiocytäre Infiltrate mit Lipoideinlagerungen auf (Abb. 19 a, b).

Mit Ausnahme von PMMA bildet sich bei allen Proben ab diesem Zeitpunkt ein Fettgewebsmantel zwischen Bindegewebsmembran und angrenzendem Muskel aus.

Bei PMMA haben die Histiocyten innerhalb und auf der Bindegewebsmembran feinkörniges Material gespeichert (Abb. 20 a, b).

Nach 52 Wochen findet sich ein sehr ähnliches Bild wie nach 26 Wochen: Die Zellen der Bindegewebsmembran und die Deckzellen zum Implantat hin lassen bei keinem der verwandten Implantatmaterialien lichtmikroskopisch eine Zellschädigung erkennen. Der ab der 26. Woche zu beobachtende Fettgewebsmantel hat sich nun vollständig gebildet, so

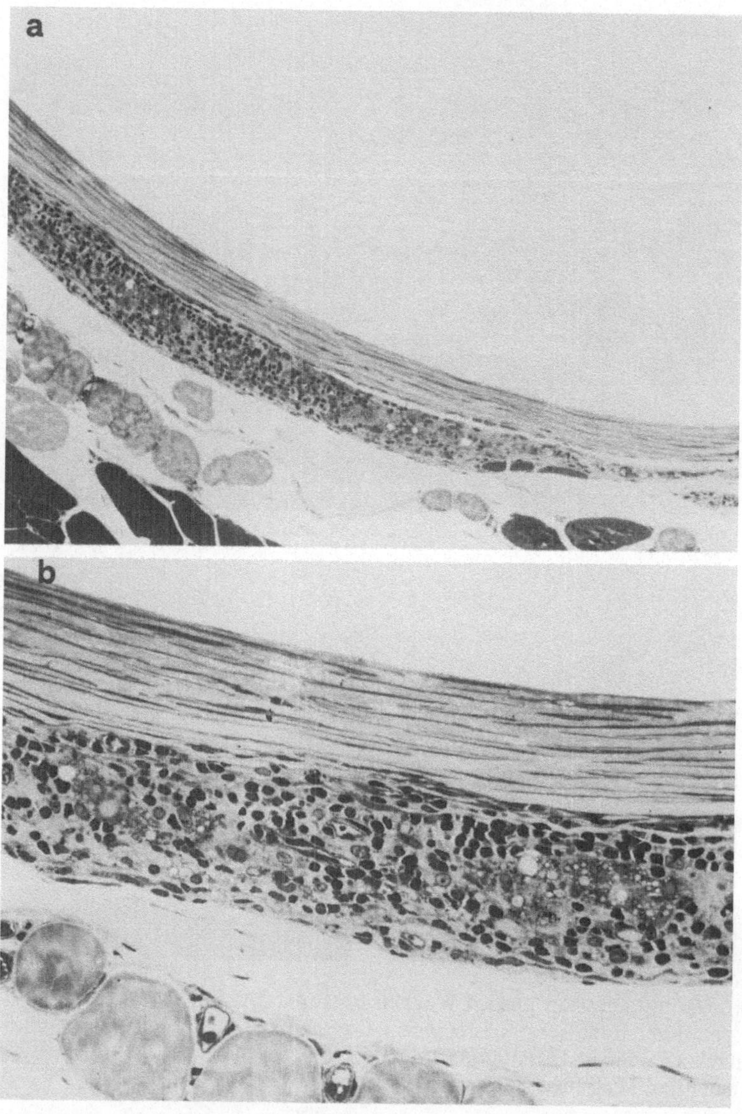

Abb. 19 a, b. Festkörperimplantation i.m., 26 Wochen postoperativ, Co-Ni-Cr-Mo-Ti-Legierung. **a** Granulombildung zwischen Bindegewebsmembran und Muskel, Semidünnschnitt, Methylenblau (Vergrößerung x 160). **b** Dasgl. bei höherer Vergrößerung. Die zum Implantat hin aufsitzende Makrophagenschicht ist bei der Präparation abgerissen. Semidünnschnitt, Methylenblau (Vergrößerung x 400)

daß die Membran durch dieses Fettgewebe gegenüber dem Muskel vollständig abgegrenzt ist. Eine auffällige celluläre Reaktion ist in der Umgebung der Bindegewebsmembran nicht zu beobachten, keine Veränderung des umgebenden Muskelmantels (Abb. 21).

Bei dem Implantatwerkstoff Keramik kommen jetzt vermehrt intracellulär gespeicherte Keramikpartikel zur Darstellung (Abb. 22). Einzelne mit Keramik beladene Zellen liegen

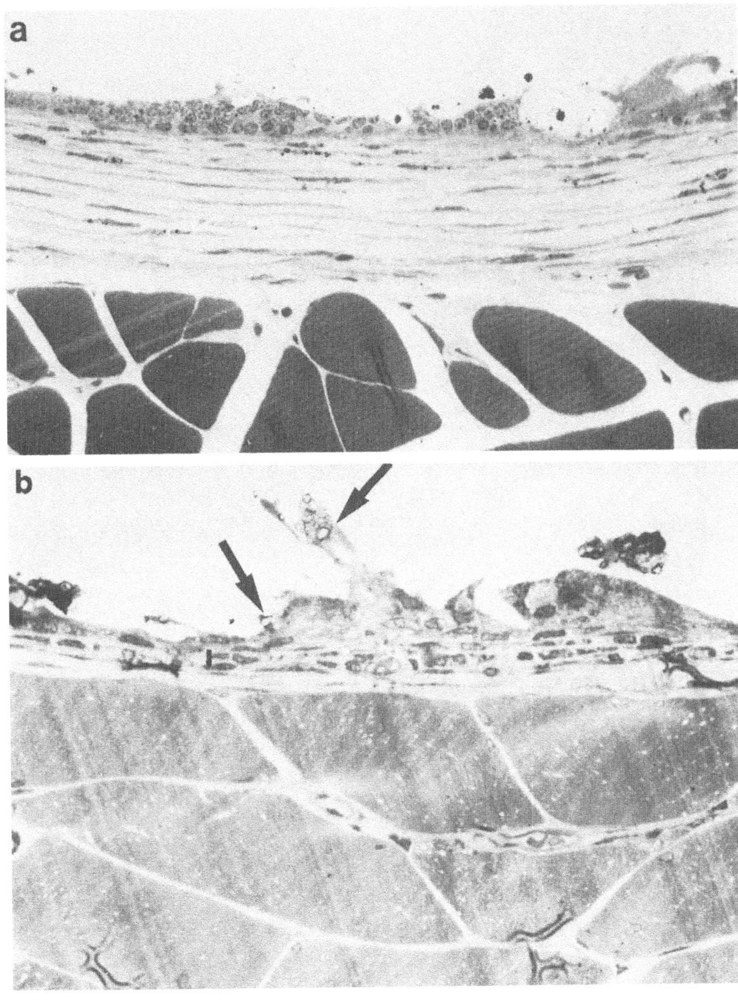

Abb. 20 a, b. Festkörperimplantation i.m., 26 Wochen p.op., PMMA. **a** Bindegewebsmembran mit aufsitzender Histiocyten- und Fremdkörperriesenzellschicht. Semidünnschnitt, Methylenblau (Vergrößerung x 400). **b** Speicherung von kleinkörnigem Material (↑) innerhalb der Histiocyten- und Fremdkörperriesenzellen. Semidünnschnitt, Methylenblau (Vergrößerung x 640)

in den äußeren Anteilen der Membran und zeigen hier eine bevorzugte perivasale Anordnung. Qualitative Unterschiede in der cellulären Reaktion lassen sich bei den verschiedenen Proben nicht erkennen, eine Abstoßungsreaktion ist auch nach 52 Wochen nicht zu beobachten.

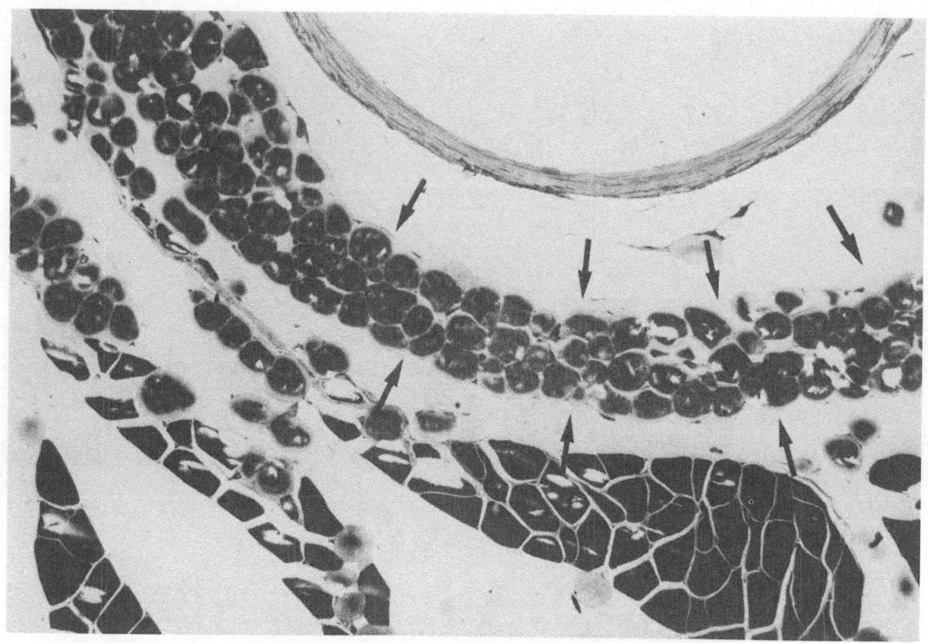

Abb. 21. Festkörperimplantation i.m., 52 Wochen p.op., Keramik. Funktionelle Ausgliederung des Implantates durch Fettgewebsmantel (↑) zwischen Muskulatur und Bindegewebsmembran. Semidünnschnitt, Methylenblau (Vergrößerung x 40)

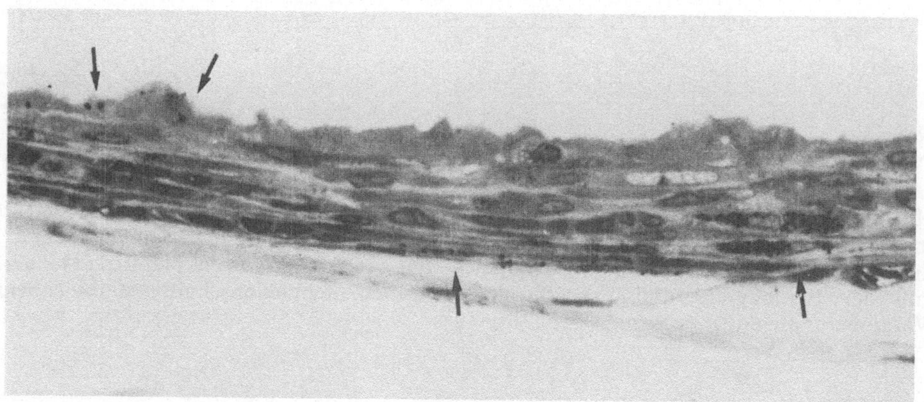

Abb. 22. Festkörperimplantation i.m., 52 Wochen p.op., Keramik. Bindegewebsmembran mit aufsitzender Histiocytenschicht nur z.T. erhalten. Keramikpartikel (↑) innerhalb der Histiocyten. Semidünnschnitt, Methylenblau (Vergrößerung x 640)

3.2.1.2 Rasterelektronenmikroskopischer Befund

Die Abgrenzung des Implantatkörpers durch eine Bindegewebsmembran mit aufsitzender
geschlossener Makrophagenschicht ließ sich auch durch rasterelektronenmikroskopische
Untersuchungen absichern. Bei der von uns angewandten Präparationstechnik zeigt der
vom Implantat abgenommene Gewebemantel nach 4 Wochen eine geschlossene Membran,
die sich bei schwächerer Vergrößerung dachrinnenartig darstellt (Abb. 23 a). Bei höherer
Vergrößerung lassen sich innerhalb der geschlossenen Membran die Zellgrenzen gut erkennen (Abb. 23 b). Identische Strukturen finden sich vereinzelt auch auf dem Probekörper

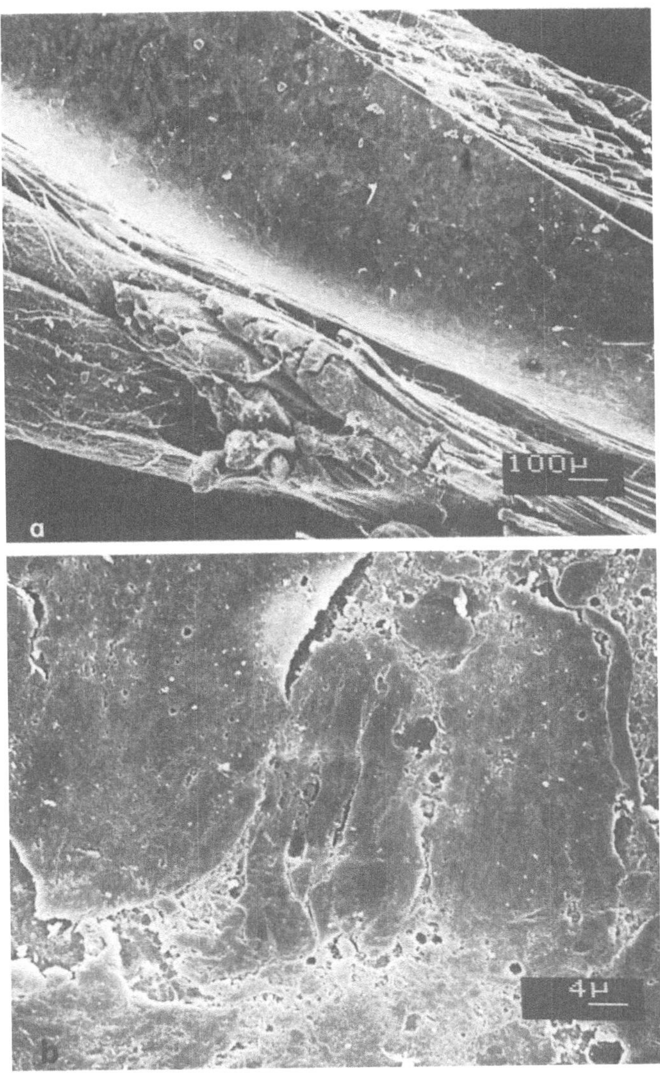

Abb. 23 a, b. Festkörperimplantation i.m., 4 Wochen p.op., Co-Ni-Cr-Mo-Ti-Legierung.
a Aufsicht auf den abgenommenen Gewebemantel, geschlossene Zellmembran. b Dasselbe bei höherer Vergrößerung: Zellgrenzen innerhalb des geschlossenen Zellverbandes

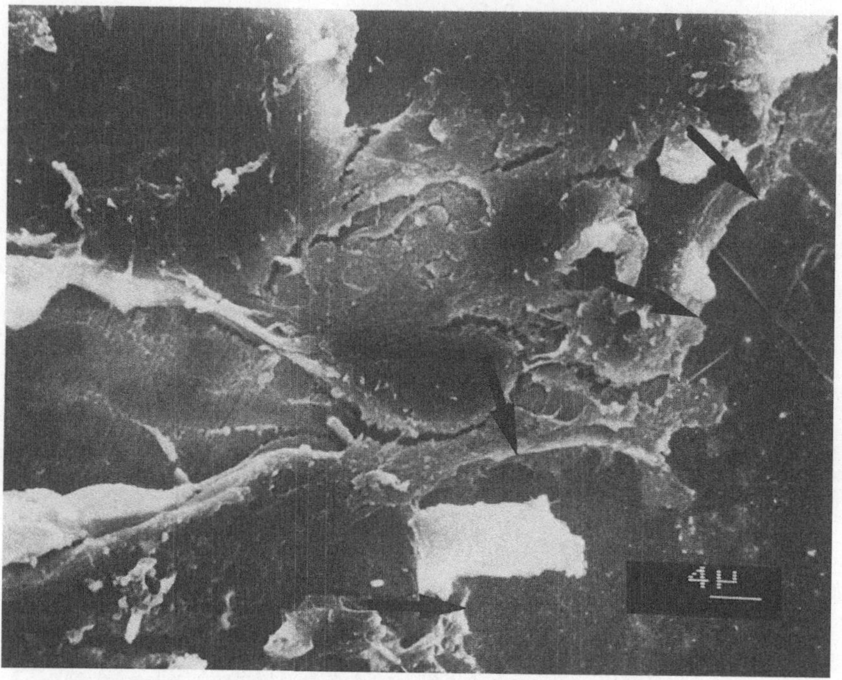

Abb. 24. Festkörperimplantation i.m., 4 Wochen p.op. Co-Ni-Cr-Mo-Ti-Legierung. Blick auf den Implantatkörper: an einzelnen Stellen identische Strukturen wie in Abb. 23 b, daneben die metallische Oberfläche des Implantatkörpers: (↑) Grenze zwischen Metall und Zellresten

der Co-Ni-Cr-Mo-Ti-Legierung an den Stellen, an denen offenbar die Zellen entsprechend dem licht- und elektronenmikroskopischen Befund aus dem geschlossenen Histiocytenverband herausgerissen wurden. Daneben ist die Probenoberfläche frei von Zellstrukturen (Abb. 24).

Ein ähnlicher Befund kann auch bei den Keramikprobekörpern erhoben werden. Nach 4 Wochen zeigt sich bei schwacher Vergrößerung die Oberfläche des Probekörpers frei von Zellstrukturen, lediglich an einer Stelle kommt ein schleierartiger Überzug zur Darstellung (Abb. 25 a). Bei hoher Auflösung lassen sich im REM an der Oberfläche des Probekörpers die Kristallstruktur der Keramik und die Zellreste erkennen (Abb. 25 b). Dagegen findet sich bei der Präparation des Muskelmantels für die TEM-Untersuchung häufig die innerste Zellmembran und der innerste Anteil des Cytoplasmas abgerissen (Abb. 25 c).

Abb. 25 a-c. Festkörperimplantation i.m., 4 Wochen p.op., Keramik. **a** Blick auf die Keramikprobe, schleierartige Zellreste. **b** Dasselbe bei hoher Vergrößerung: Kristallstruktur der Keramikoberfläche mit Zellresten. **c** Bindegewebsmembran mit aufsitzender Histiocytenschicht im tem-Bild: Verlust der innersten Zellmembran und der innersten Anteile des Cytoplasmas (Vergrößerung x 5 400)

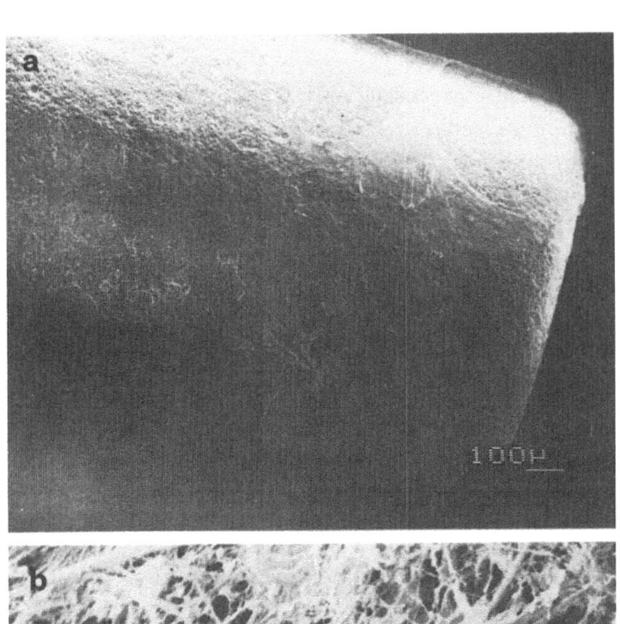

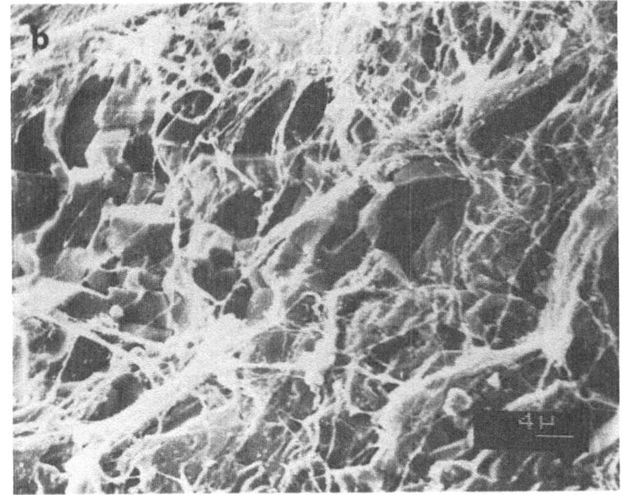

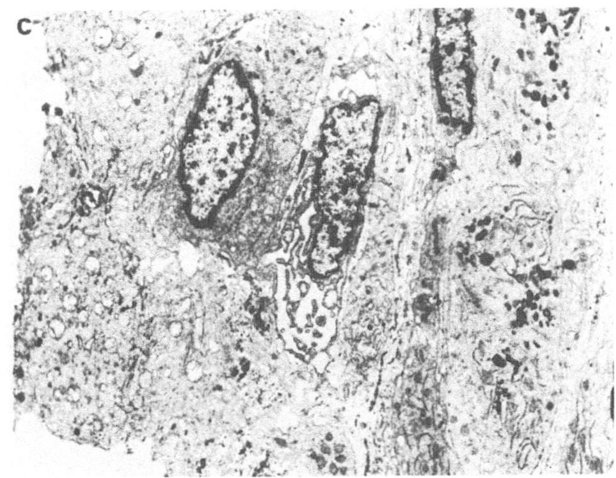

Abb. 25 a-c

40

3.2.1.3 Morphometrie der Bindegewebsmembran

Der qualitativ gleichartig ablaufende bindegewebige Abkapselungsprozeß verläuft quantitativ unterschiedlich. Der Tabelle 1 sind die Mittelwerte der verschiedenen Proben nach der 2., 4., 26. und 52. Woche zu entnehmen. Sie zeigen bei allen untersuchten Implantatmaterialien eine zunehmende Membranverschmälerung im Verlauf des Versuches.

Der Vergleich der Mittelwerte in aufsteigender Reihe für die einzelnen Zeitpunkte (Tabelle 2) ergibt, daß die Versuchslegierung M (Endocast) stets die breiteste Bindegewebsmembran aufweist.

Tabelle 1

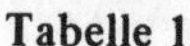

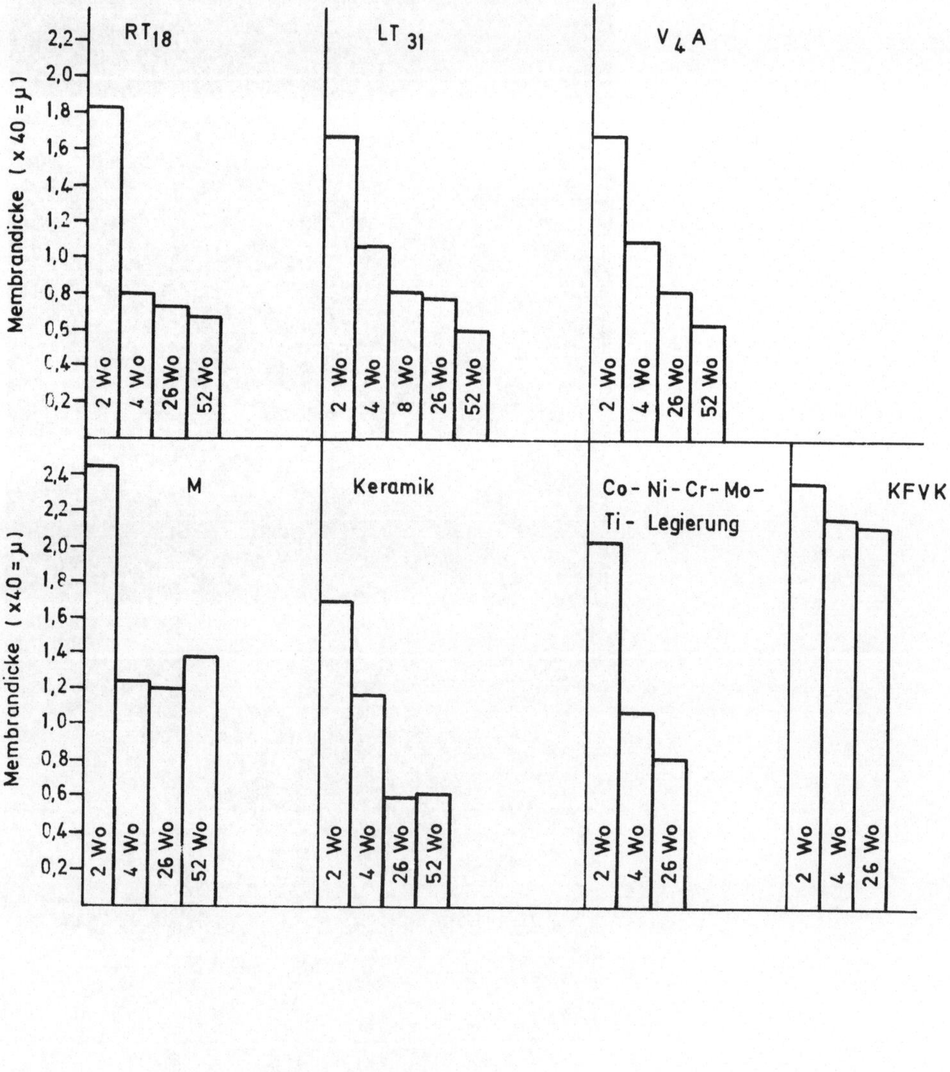

Tabelle 2

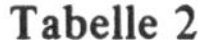

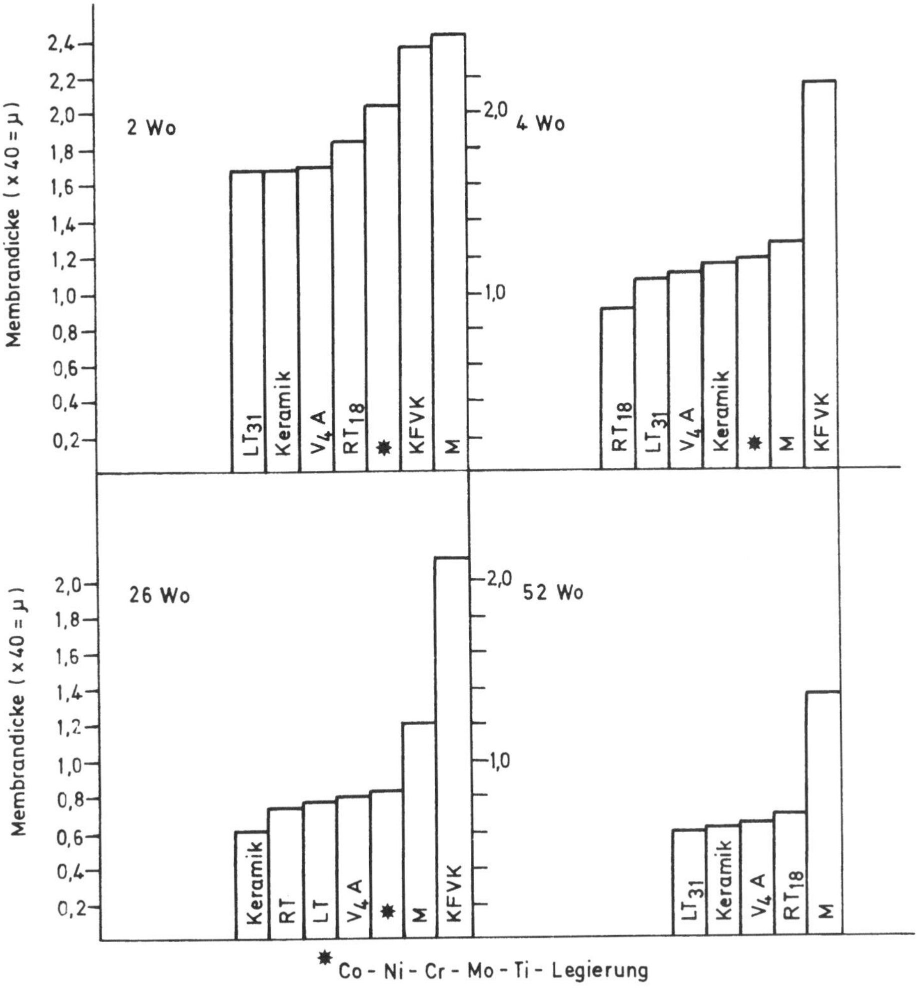

Statistische Berechnung der Ergebnisse

Bei der statistischen Berechnung für das Gesamtmaterial ergeben sich beim Bartlett-Test inhomogene Varianzen, weswegen die Fragestellung in 2 Gruppen aufzuteilen war:

1. Vergleich der Membrandicke der verschiedenen Materialien pro Tötungszeitpunkt bezogen auf RT 18 (Reintitan).

2. Vergleich der Membrandicke bei verschiedenen Tötungszeiten pro Material bezogen auf den 2-Wochen-Wert.

ad 1: Die Ergebnisse der Signifikanzberechnungen können den Tabellen 3–6 (Duncan-Test) entnommen werden. Dabei zeigt sich, daß bei dem Tötungszeitpunkt *2 Wochen* keine signifikanten Unterschiede zwischen den einzelnen Materielien in der Membrandicke vorhanden sind.

Nach 4 und 26 Wochen ist RT 18 signifikant kleiner als kohlefaserverstärkter Kunststoff, alle anderen Meßwerte unterscheiden sich nicht signifikant von RT 18. Nach 52

Tabelle 3. Duncan-Test (2 Wochen)

s^2_R = 0,1952
FG_T = 35
FG_R = 27

	$\bar{x}$	LT 31	Keramik	V$_4$A	RT$_{18}$	Co-Ni-Cr-Mo-Ti-Legierung	KFVK	M
LT 31	1,6775	—	0,0075∅	0,0125∅	0,16∅	0,3599∅	0,685∅	0,76+
Keramik	1,685		—	0,005∅	0,1525∅	0,3524∅	0,6775∅	0,7525+
V$_4$A	1,69			—	0,1475∅	0,3474∅	0,6725∅	0,7475+
RT$_{18}$	1,8375				—	0,1999∅	0,525∅	0,6∅
Protasul	2,0375					—	0,325∅	0,4∅
KFVK	2,3625						—	0,075∅
M	2,4375							—

Tabelle 4. Duncan-Test (4 Wochen)

s^2R 0,1182	RT_{18}	LT_{31}	V_4A	Keramik	Co-Ni-Cr-Mo-Ti-Legierung	M	KFVK
FG_T 31 FG_R 24 $\bar{x}$	0,9	1,0725	1,095	1,1475	1,1675	1,2525	2,1575
RT_{18} 0,9	—	0,1725$\emptyset$	0,1950$\emptyset$	0,2475$\emptyset$	0,2675$\emptyset$	0,3525$\emptyset$	1,2575[+]
LT_{31} 1,0725		—	0,0225$\emptyset$	0,075$\emptyset$	0,095$\emptyset$	0,18$\emptyset$	1,085[+]
V_4A 1,095			—	0,0525$\emptyset$	0,0725$\emptyset$	0,1575$\emptyset$	1,0625[+]
Keramik 1,1475				—	0,02$\emptyset$	0,105$\emptyset$	1,01[+]
Protasul 1,1675					—	0,085$\emptyset$	0,99[+]
M 1,2525						—	0,905[+]
KFVK 2,1575							—

Tabelle 5. Duncan-Test (26 Wochen)

s^2_R 0,1184		Keramik	RT_{18}	LT_{31}	Co-Ni-Cr-Mo-Ti-Legierung	V_4A	M	KFVK
FG_T 31								
FG_R 24								
$\bar{x}$		0,6075	0,73	0,77	0,8127	0,825	1,1975	2,125
Keramik	0,6075	—	0,1225∅	0,1625∅	0,205∅	0,2175∅	0,59+	1,517+
RT_{18}	0,73		—	0,04∅	0,082∅	0,095∅	0,4675∅	1,395+
LT_{31}	0,77			—	0,0425∅	0,055∅	0,4275∅	1,355+
Protasul	0,8127				—	0,0125∅	0,385∅	1,3125+
V_4A	0,825					—	0,3725∅	1,3+
M	1,1975						—	0,9275+
KFVK	2,125							—

Tabelle 6. Duncan-Test (52 Wochen)

s^2_R 0,053	LT_{31}	Keramik	V_4A	RT_{18}	M
FG_T 23					
FG_R 19					
$\bar{x}$	0,6	0,615	0,64	0,69	1,365
LT_{31} 0,6	—	$0,015^{\emptyset}$	$0,04^{\emptyset}$	$0,09^{\emptyset}$	$0,765^{+}$
Keramik 0,615		—	$0,025^{\emptyset}$	$0,075^{\emptyset}$	$0,75^{+}$
V_4A 0,64			—	$0,05^{\emptyset}$	$0,725^{+}$
RT_{18} 0,69				—	$0,675^{+}$
M 1,365					—

Wochen ist RT 18 signifikant kleiner als die Versuchslegierung M (Endocast), die Meßwerte der anderen Proben liegen im statistischen Streubereich. Der Wert für kohlefaserverstärkten Kunststoff fehlt zu diesem Zeitpunkt.

ad 2: Die Ergebnisse der Signifikanzberechnungen können den Tabellen 7–12 entnommen werden.

Mit Ausnahme von kohlefaserverstärktem Kunststoff sind bei allen untersuchten Legierungen zwischen dem Tötungszeitpunkt 2 Wochen und späteren Tötungszeitpunkten signifikante Unterschiede in der Membrandicke vorhanden.

Bei LT 31 tritt dieser signifikante Unterschied erst ab der 8. Woche auf, während er bei allen anderen Proben bereits ab der 4. Woche vorhanden ist.

Bei kohlefaserverstärktem Kunststoff lassen sich keine signifikanten Differenzen zwischen den einzelnen Tötungszeitpunkten ermitteln.

Tabelle 7. t-Test (LT_{31})

Vergleich	t	P 0,005
2 : 4	1,749	$\emptyset$
2 : 26	2,562	+
2 : 56	3,188	+
4 : 26	2,0357	$\emptyset$
4 : 52	4,558	+
26 : 52	1,319	$\emptyset$

46

Tabelle 8. Duncan-Test (RT_{18})

s^2_R	0,0419	52	26	4	2
FG_T	19				
FG_R	15				
	$\bar{x}$	0,69	0,73	0,9	1,8375
52	0,69	–	0,04Ø	0,21Ø	1,1475[a]
26	0,73		–	0,17Ø	1,1075[a]
4	0,9			–	0,9375[a]
2	1,8375				–

[a] P 0,05.

Tabelle 9. Duncan-Test (Protasul 10)

s^2_R	0,0772	26	4	2
FG_T	11			
FG_R	9			
	$\bar{x}$	0,8125	1,1675	2,0375
26	0,8125	–	0,355Ø	1,225[a]
4	1,1675		–	0,87[a]
2	2,0375			–

[a] P 0,05.

Tabelle 10. Duncan-Test (M)

s^2_R	0,2106	26	4	52	2
FG_T	19				
FG_R	15				
	$\bar{x}$	1,1975	1,2525	1,365	2,4375
26	1,1975	–	0,055∅	0,1675∅	1,24[a]
4	1,2525		–	0,1125∅	1,1850[a]
52	1,365			–	1,0725[a]
2	2,4375				–

[a] P 0,05.

Tabelle 11. Duncan-Test (V_4A)

s^2_R	0,0386	52	26	4	2
FG_T	19				
FG_R	15				
	$\bar{x}$	0,64	0,825	1,095	1,69
52	0,64	–	0,185∅	0,455[a]	1,05[a]
26	0,825		–	0,27∅	0,865[a]
4	1,095				0,595[a]
2	1,69				–

[a] P 0,05.

48

Tabelle 12. Duncan-Test (Keramik)

s^2_R	0,0510	26	52	4	2
FG_T	19				
FG_R	15				
	$\overline{x}$	0,6075	0,6150	1,1475	1,685
26	0,6075		0,0075 $\emptyset$	0,54[a]	1,0775[a]
52	0,615			0,5625[a]	1,3335[a]
4	1,1475				0,5375[a]
2	1,685				

[a] P 0,05.

3.2.1.4 Elektronenmikroskopischer Befund

Abkürzungen und Zeichenerklärungen

ERY   Erythrocyt
F   Fibroblast
G   Golgifeld
GR   Granulocyt
H   Histiocyt
LY   Lymphocyt
LYS   Lysosom
M   Mitochondrium
N   Nucleolus
RER   rauhes endoplasmatisches Reticulum
SLYS   sekundäres Lysosom
ZK   Zellkern

Nach 2 Wochen bilden dicht nebeneinanderliegende Histiocyten eine innere Schicht, in der nur vereinzelte Lymphocyten und Granulocyten anzutreffen sind (Abb. 26 a–d).

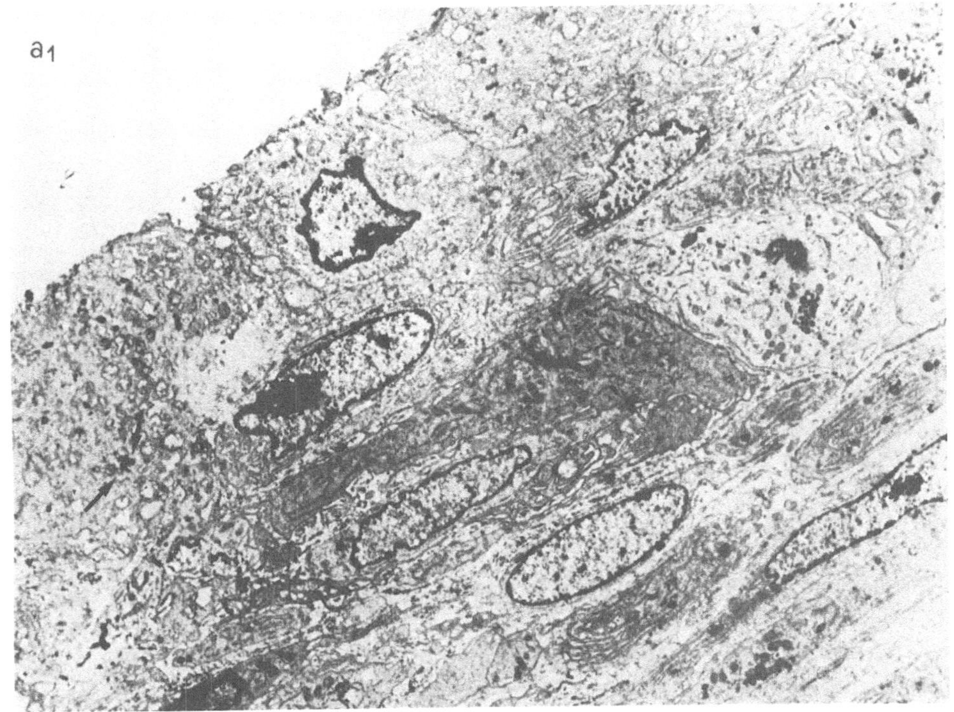

Abb. 26 a₁. Geschlossene Makrophagenschicht aus ein- und mehrkernigen Zellen, vereinzelt Granulocyten und aktivierte Fibroblasten. **a₁** Keramik i.m., 2 Wochen (Vergrößerung x 5 040).

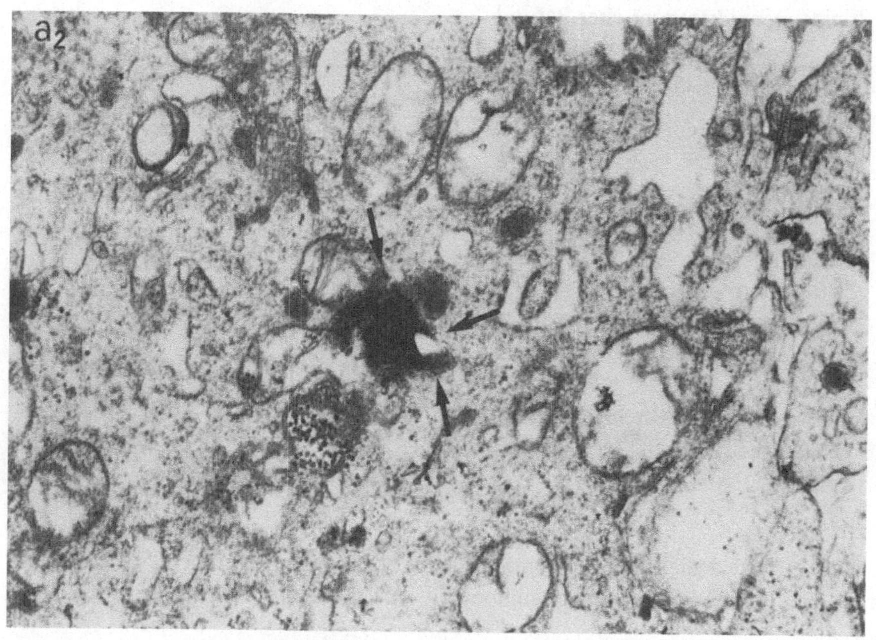

Abb. 26 a₂. Lysosomal eingeschlossenes Keramikkristall ⟨↑⟩ (Vergrößerung x 33 250)

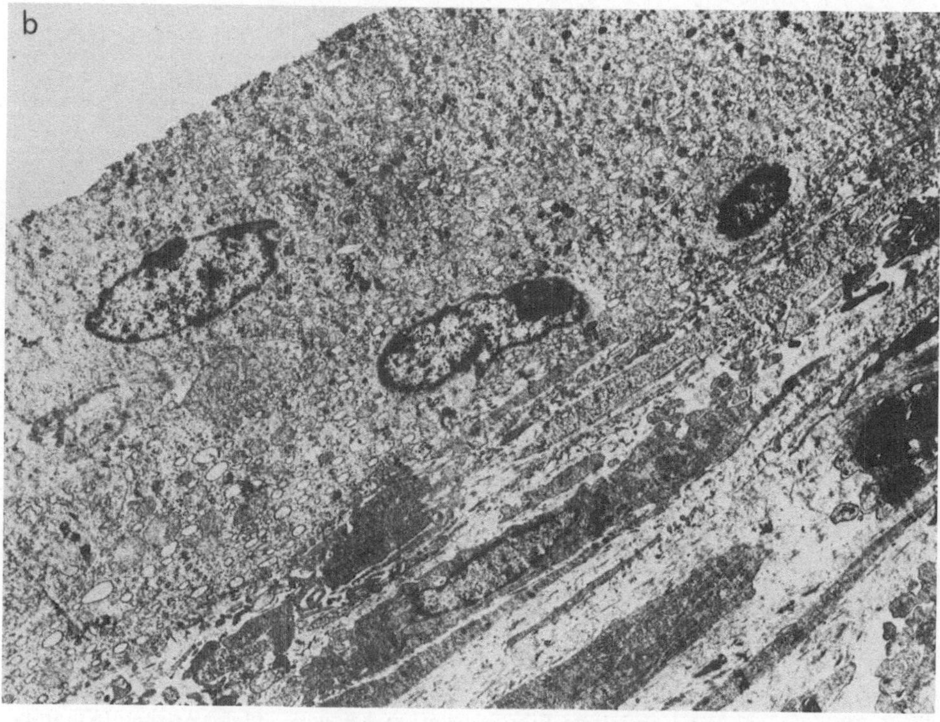

Abb. 26 b. Versuchslegierung M (Endocast), i.m., 2 Wochen p.op. (Vergrößerung x 5 400)

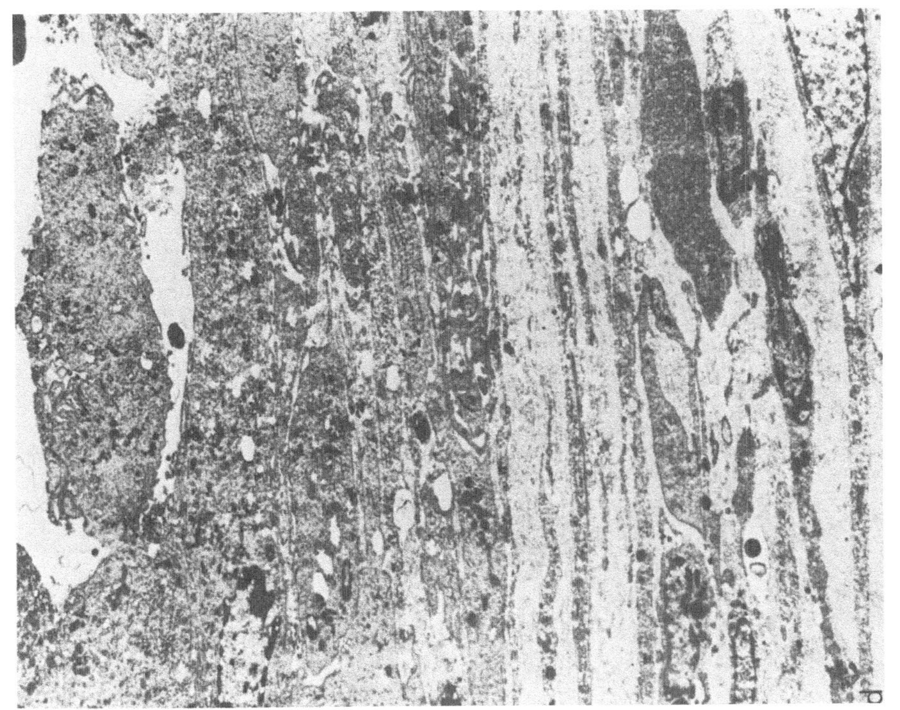

Abb. 26 d. Kohlenfaserverstärkter Kunststoff, i.m., 2 Wochen p.op. (Vergrößerung x 6 840)

Abb. 26 c. V4A i.m., 2 Wochen p.op. (Vergrößerung x 6 840)

Nach außen folgen dann plasmareiche Fibroblasten mit kräftig entfaltetem RER mit weiten Schläuchen (Abb. 27 a,b). Die Histiocyten berühren sich untereinander durch zahlreiche lange Pseudopodien. Die innerste Zellschicht bildet bereits zu diesem Zeitpunkt einen epithelartigen Verband. Die ein- und mehrkernigen Zellen sind cytoplasmareich und haften durch fingerförmig ineinandergreifende Zellausläufer aneinander.

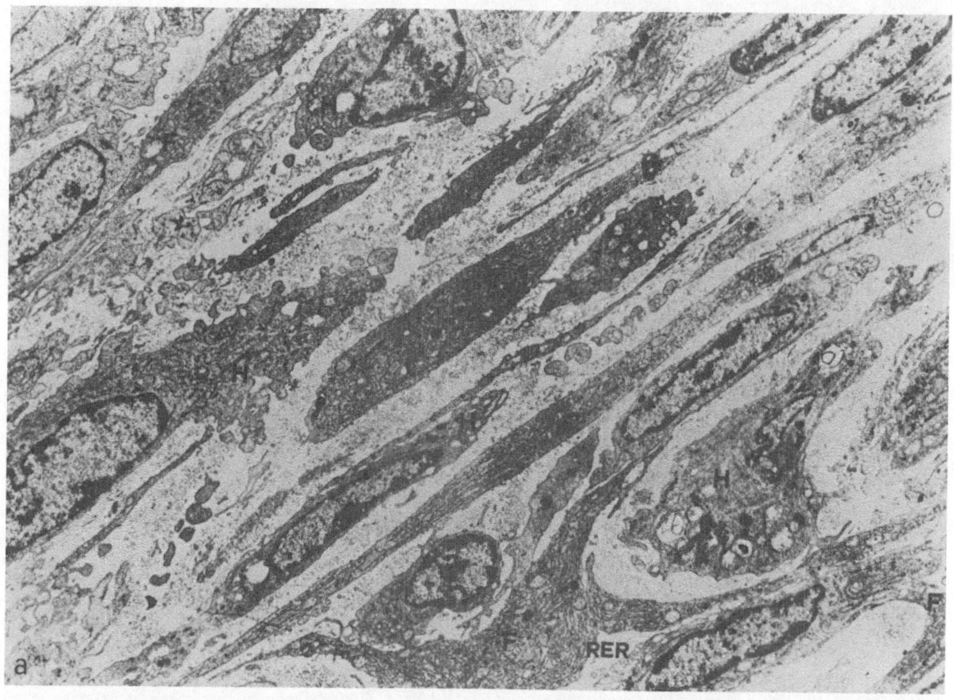

Abb. 27 a. Zellreiche, mittlere Membrananteile mit Histiocyten und reichlich Fibroblasten bei Co-Ni-Cr-Mo-Ti-Legierung i.m., 2 Wochen p.op. (Vergrößerung x 5 400).

b Äußere Membrananteile mit Fibroblasten und lockeren Kollagenfasern bei LT 31, i.m., 2 Wochen p.op. (Vergrößerung x 5 400)

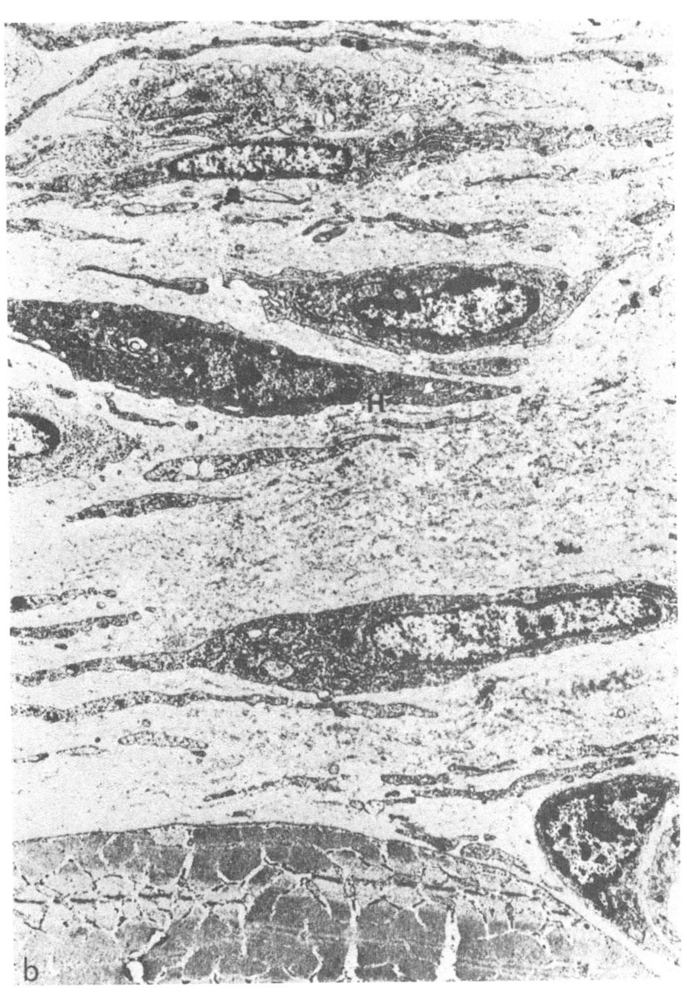

Abb. 27b

Die Zellmembran dieser innersten Zellschicht ist äußerst kontrastreich (Abb. 28 a,b). In dem schwach osmiophilen Hyaloplasma finden sich kleine, plumpe Mitochondrien mit lamellaeren Cristae, reichlich kleinen Vesiculae, die überwiegend mit Ribosomen besetzt sind, verhältnismäßig wenig freie Ribosomen, zahlreiche kleine primäre und mehrere größere sekundäre Lysosomen. Die Lysosomen liegen teilweise bevorzugt um die mehrfach vorkommenden Golgifelder in Kernnähe (Abb. 29). Der Nucelolus liegt meistens randständig, vereinzelt finden sich zugrunde gehende Zellen in der inneren Bindegewebsmembranhälfte.

Der äußere Anteil der Bindegewebsmembran zeigt ausgezogenen Histiocyten mit einem wechselnden Gehalt an sekundären Lysosomen sowie aktivierten Fibroblasten. Im Interstitium finden sich nur in den äußeren Anteilen der Membran einzlene Kollagenfibrillen; in den mehr innen gelegenen Arealen ist nur ein kleiner Faserfilz aus Protofibrillen zu erkennen (Abb. 30).

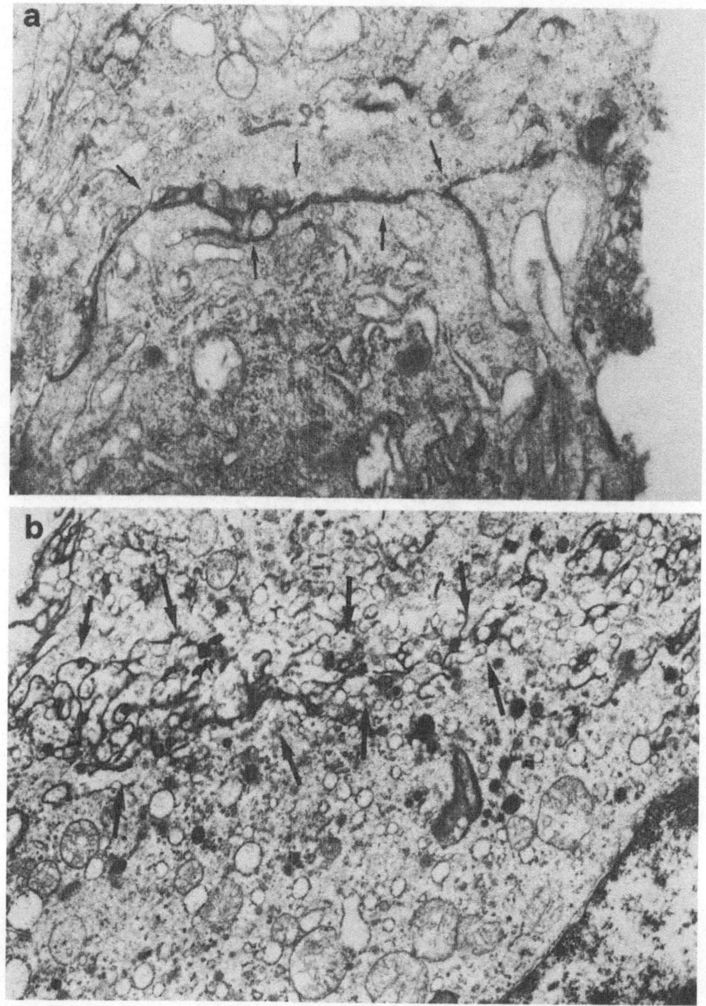

Abb. 28 a, b. Festkörperimplantation i.m., 2 Wochen p.op. Auffallend kontrastreiche Zellmembran der stark miteinander verzahnten innersten Makrophagen ⟨↑⟩, **a** bei Keramik (Vergrößerung x 29 450), **b** bei Versuchslegierung M (Endocast) (Vergrößerung x 14 400)

Abb. 29. Festkörperimplantation i.m., 2 Wochen p.op., V$_4$A-Stahl. Zahlreiche Lysoso- ▶ men in der Umgebung der Golgifelder der innersten Makrophagenschicht (Vergrößerung x 28 500)

Abb. 30. Festkörperimplantation i.m., 2 Wochen p.op. Aktivierter Fibroblast zwischen Makrophagen der inneren Membranhälfte, noch keine ausgereiften Kollagenfasern bei LT 31 (Vergrößerung x 13 440)

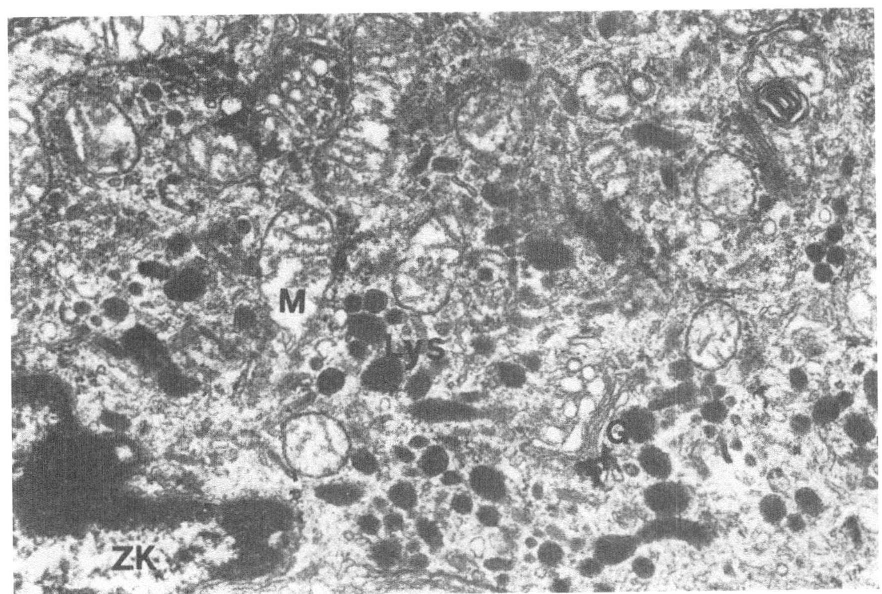

Abb. 29

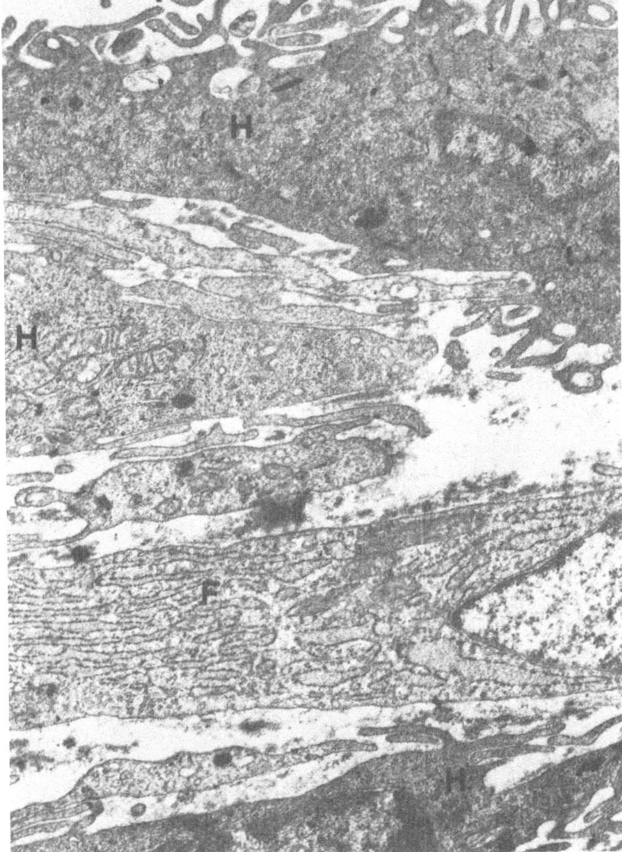

Abb. 30

Nach 4 Wochen ist die innerste Histiocytenschicht nur noch 1–3-reihig, die Granulocyten und Lymphocyten sind weitgehend verschwunden. Die innerste Zellage ist nahezu
unverändert. Lediglich in den sekundären Lysosomen sind öfters kleine, kristallartige,
kontrastreiche Einschlüsse vorhanden (Abb. 31).

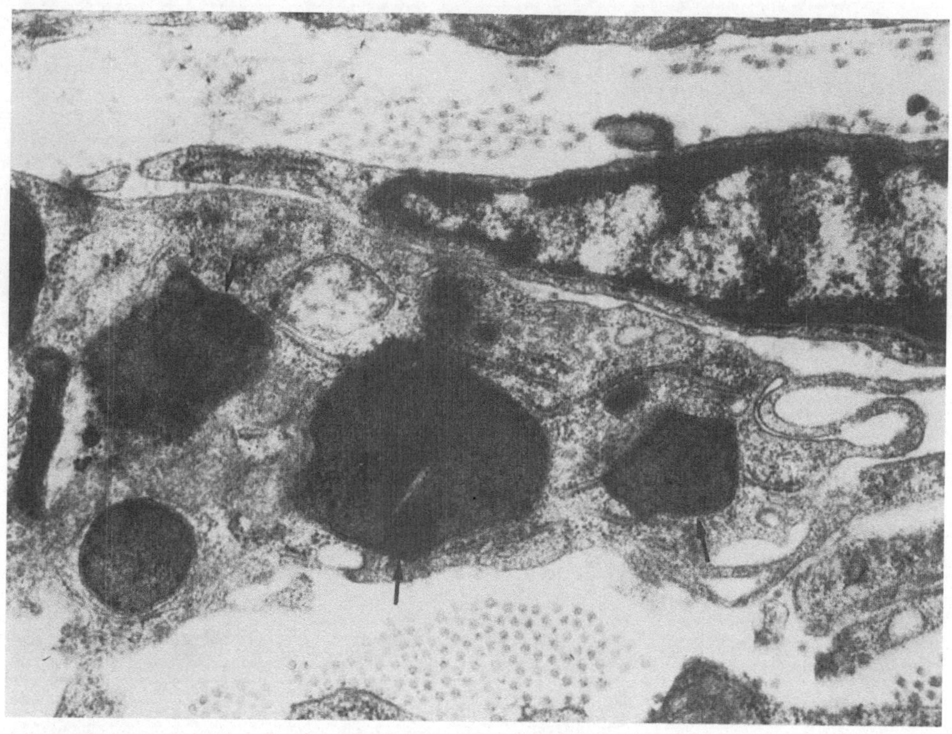

Abb. 31. Festkörperimplantation i.m., 4 Wochen p.op. Histiocyt mit feinsten, kontrast-
reichen Keramikeinschlüssen bei Al_2O_3-Keramik ⟨↑⟩ (Vergrößerung x 28 550)

Unter der implantatnahen Zellmembran besteht ein schmaler, organellenarmer Hyalo-plasmastreifen (Abb. 32). Die Einschlüsse finden sich auch in den Histiocyten der äußeren Schichten der Bindegewebsmembran. Die Fibroblasten sind noch aktiviert. Quergestreifte Kollagenfibrillen liegen aber jetzt bereits unter der Histiocytenschicht im Bereich der innersten Bindegewebsmembran.

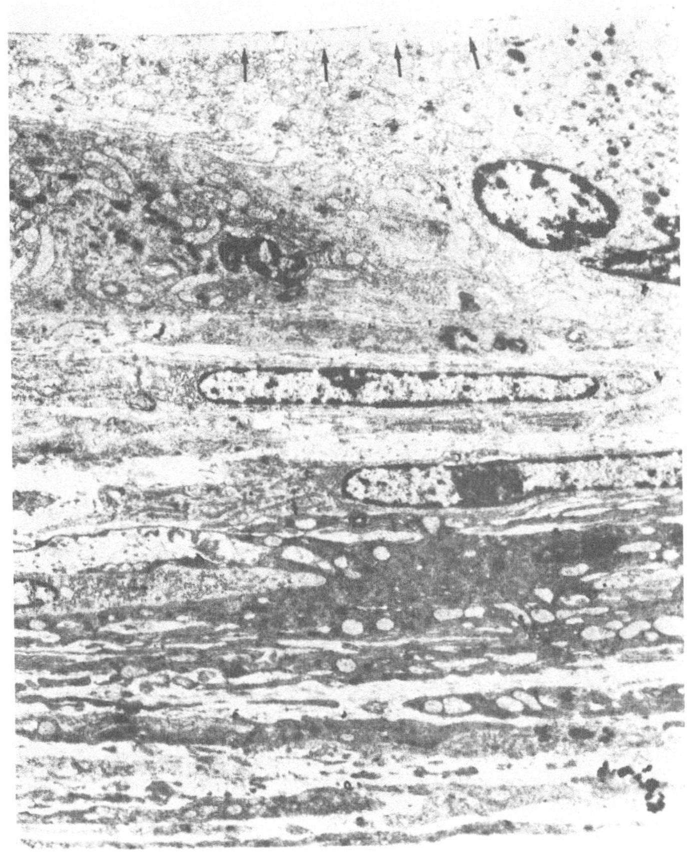

Abb. 32. Festkörperimplantation i.m., 4 Wochen p.op. Schmaler, organellenarmer Cyto-plasmaanteil (↑) unter der implantatnahen Zellgrenze in der Makrophagenschicht bei Versuchslegierung M (Endocast) (Vergrößerung x 6 480)

58

Nach 8 Wochen findet sich innen auf der Bindegewebsmembran nur noch eine einschichtige Zellage. Die epithelartig zusammenhängenden Makrophagen sind schmäler. Ihr Hyaloplasma ist kontrastreicher, die Mitochondrien sind größer, stärker abgerundet und besitzen eine elektronendichte Matrix (Abb. 33).

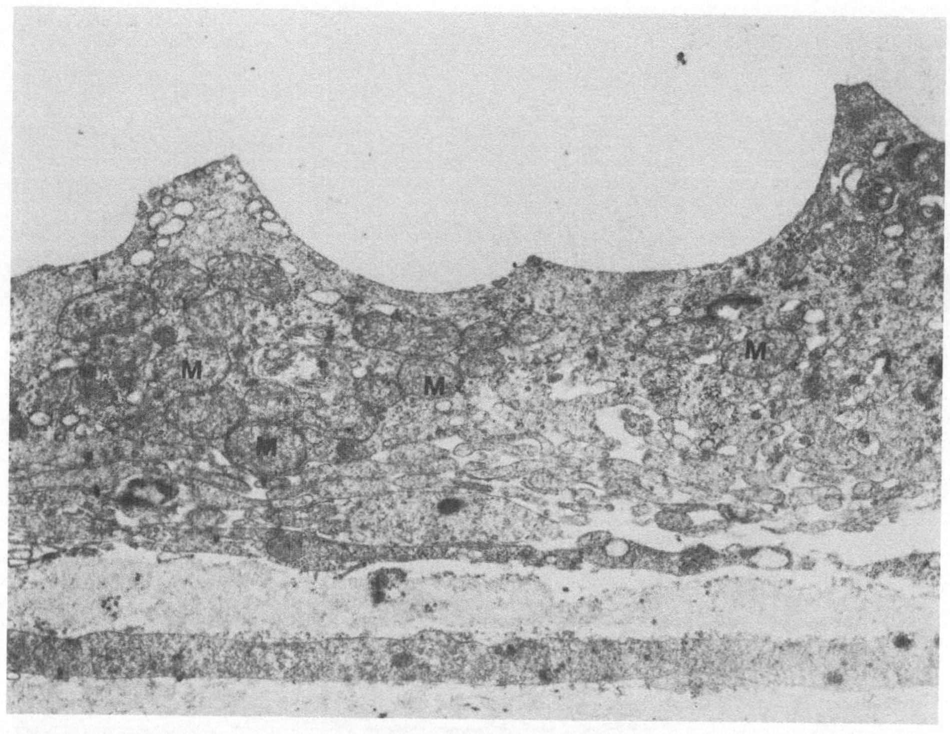

Abb. 33. Festkörperimplantation i.m., 8 Wochen p.op. Einschichtige Makrophagenschicht mit großen Mitochondrien und deutlichem Abdruck der Implantatoberfläche bei Al$_2$O$_3$-Keramik (Vergrößerung x 17 760)

Bis zur 26. und 52. Woche wird die Bindegewebsmembran faserreicher, wobei sich die Kollagenfibrillen in senkrecht zueinander, möglicherweise spiralförmig angeordneten Zügen formieren (Abb. 34). Die innerste Makrophagenschicht ist schmal ausgezogen. In dem dichten Hyaloplasma finden sich große, runde Mitochondrien, nur noch spärliche, ribosomenbesetzte Vesiculae. Unter der Zellmembran liegen vereinzelte kleine, konzentrisch geschichtete Lamellen (Abb. 35 a, b). In den sekundären Lysosomen finden sich bei Keramik zunehmend häufige Kristallablagerungen (Abb. 36). Die Fibrocyten sind schmal und besitzen enge RER-Schläuche. Zwischen den Kollagenfaserzügen liegen schmal ausgezogene Histiocyten (Abb. 37), die zunehmend Materialabscheidungen in sekundären Lysosomen enthalten. Diese Lysosomen zeigen, soweit schnittechnisch keine Artefaktbildung produziert wurde, eine intakte Membran mit meistens gleichzeitig mehreren Kristallen im Inneren. Die Mitochondrien sind unauffällig, degenerative Veränderungen fehlen.

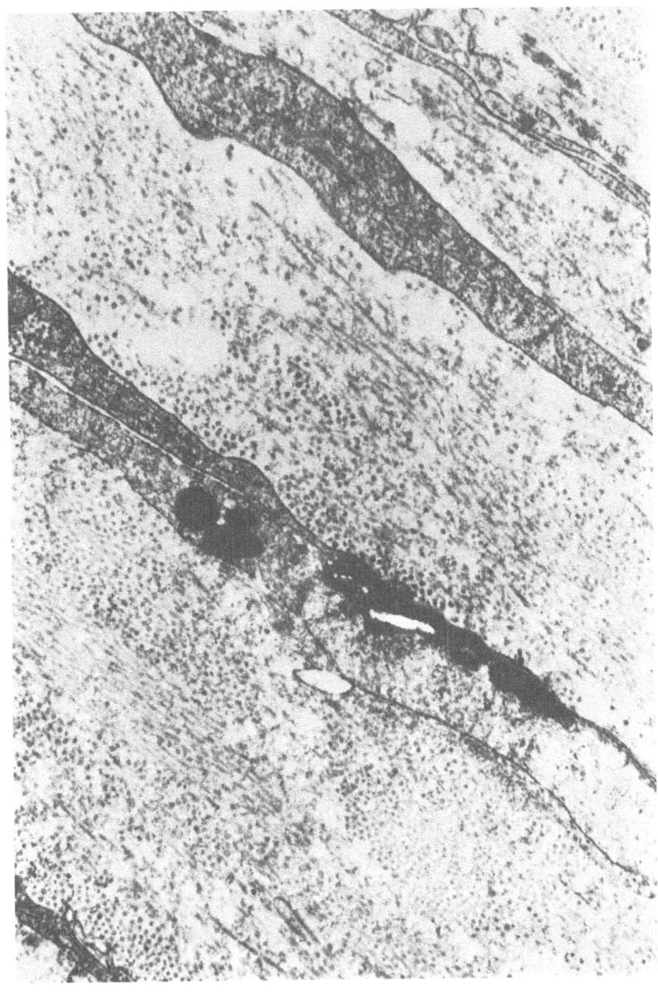

Abb. 34. Festkörperimplantation i.m., 26 Wochen p.op. Ausschnitt aus der faserreichen Bindegewebsmembran bei Versuchslegierung M (Endocast) (Vergrößerung x 28 500)

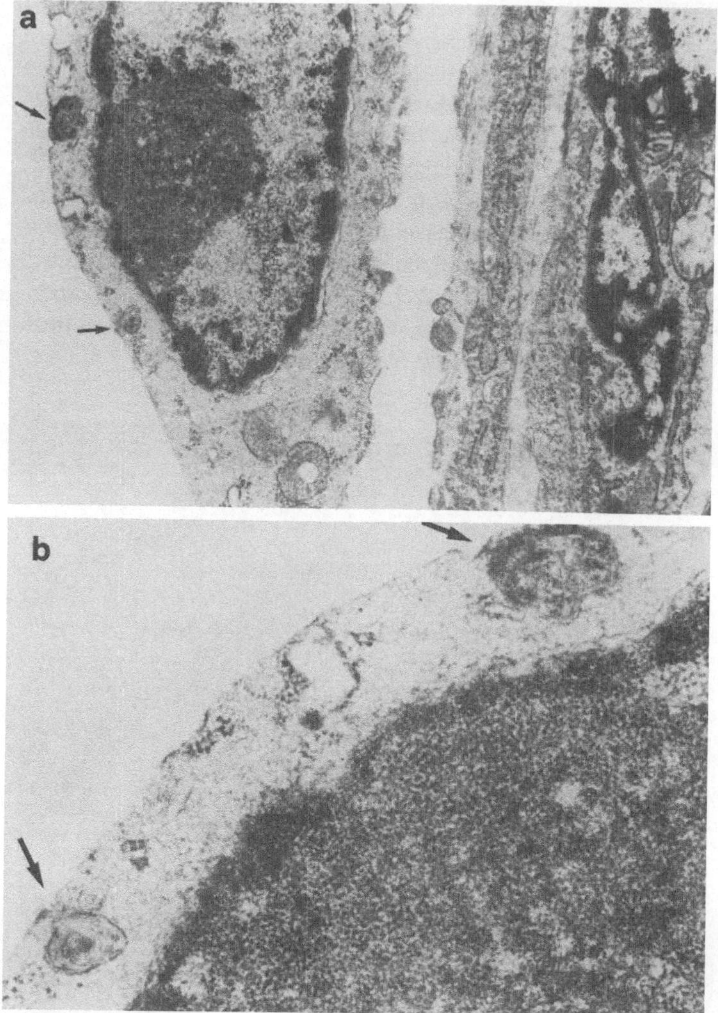

Abb. 35 a, b. Festkörperimplantation i.m., 52 Wochen p.op. **a** Abgehobene, innerste Zelllage mit konzentrisch geschichteten, oberflächennahen Cytoplasmaeinschlüssen (↑) bei Al_2O_3-Keramik (Vergrößerung x 19 000). **b** Ausschnitt aus (a) (Vergrößerung x 56 000)

Abb. 36. Festkörperimplantation i.m., 52 Wochen p.op. Schmale, innerste Makrophagen-▶ schicht mit großen Mitochondrien, Keramikkristall (↑) in Lysosomen bei Al_2O_3-Keramik (Vergrößerung x 28 500)

Abb. 37. Festkörperimplantation i.m., 52 Wochen p.op. Membran mit mehrkerniger Makrophagenschicht und schmal ausgezogenen Histiocyten in der Bindegewebsmembran bei PMMA (Vergrößerung x 13 440)

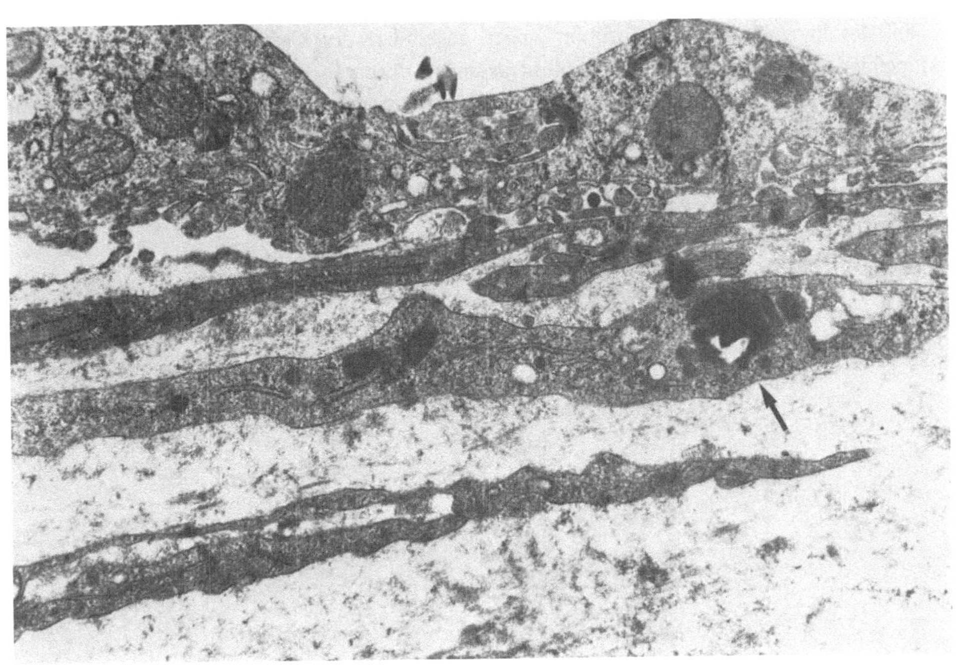

Abb. 36

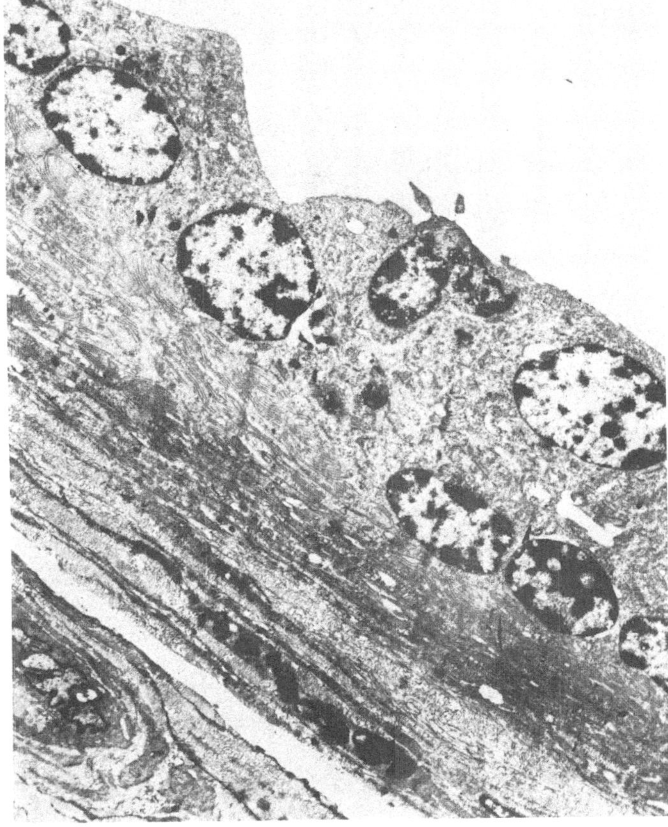

Abb. 37

Die Metall- und Kunststoffproben zeigen gegenüber der Keramik keine wesentlichen Unterschiede. Lediglich die im nicht kontrastierten Präparat ab der 4. Woche nachweisbaren staubförmigen oder kristalloiden Ablagerungen innerhalb der sekundären Lysosomen sind deutlich kleiner als bei Keramik (Abb. 38 a–f). Bei den innen gelegenen, an das Implantat angrenzenden Makrophagen ist eine Zunahme dieser Ablagerung im Verlauf der Versuchszeit nicht zu erkennen. Vermehrte Einschlüsse liegen nur in den Makrophagen der äußeren Bindegewebsmembrananteile.

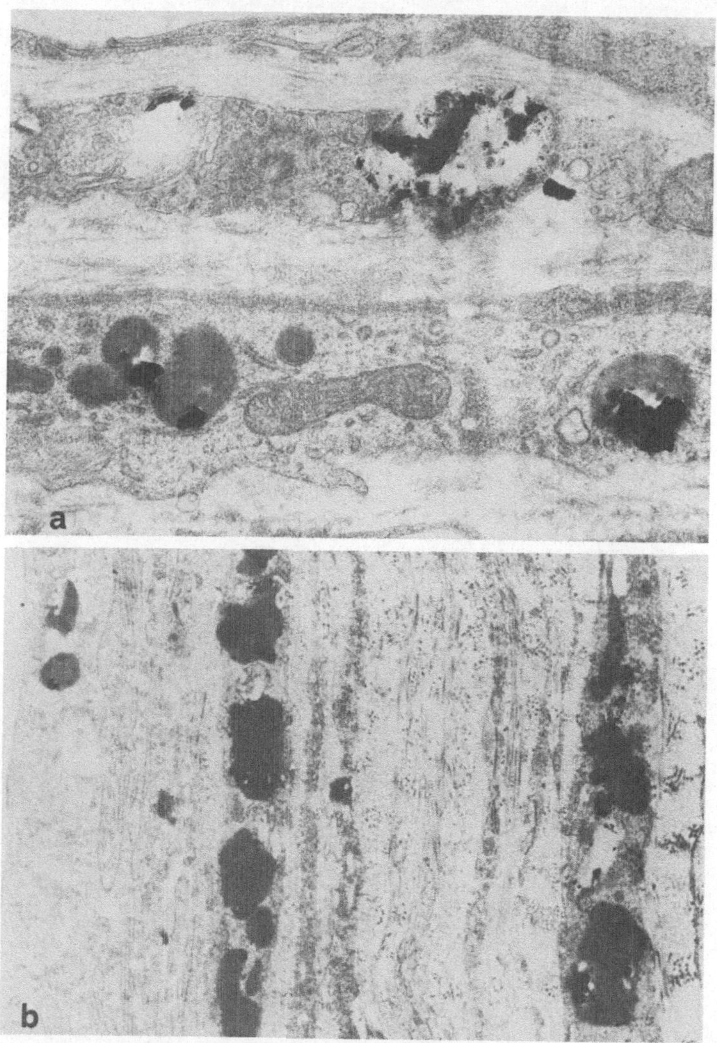

Abb. 38 a-f. Festkörperimplantation i.m., 52 Wochen p.op. Verstärkte lysosomale Speicherung von Implantatanteilen. **a** Al$_2$O$_3$-Keramik (Vergrößerung x 28 500), **b** PMMA (Vergrößerung x 12 480)

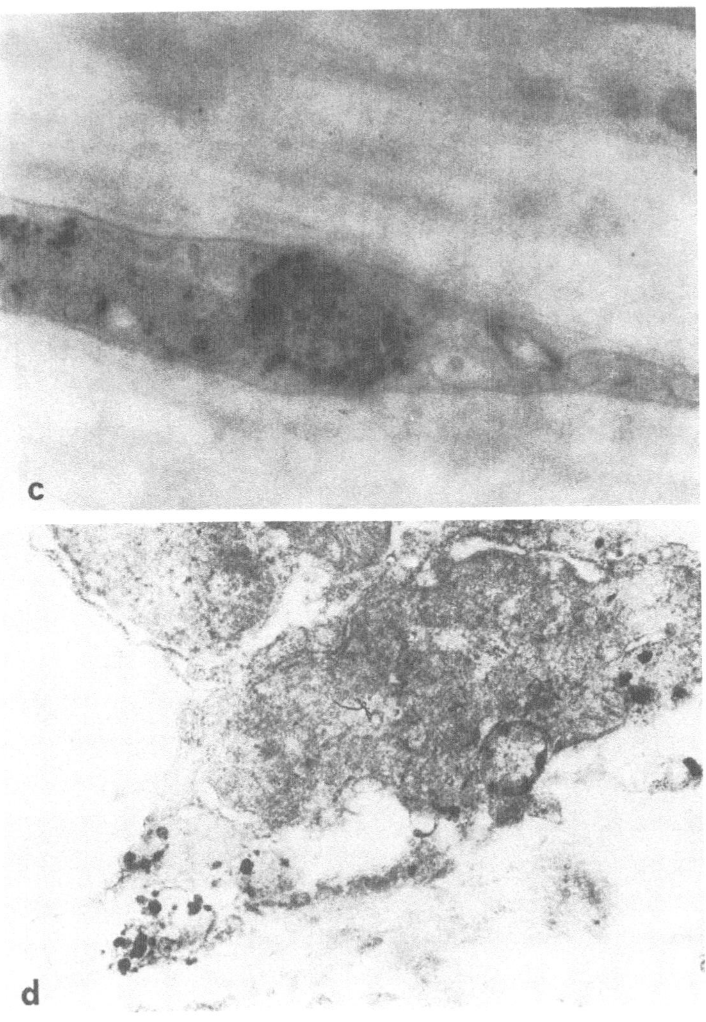

Abb. 38. c RT 18 (Reintitan) (Vergrößerung x 61 600), d Versuchslegierung M (Endocast) (Vergrößerung x 28 500)

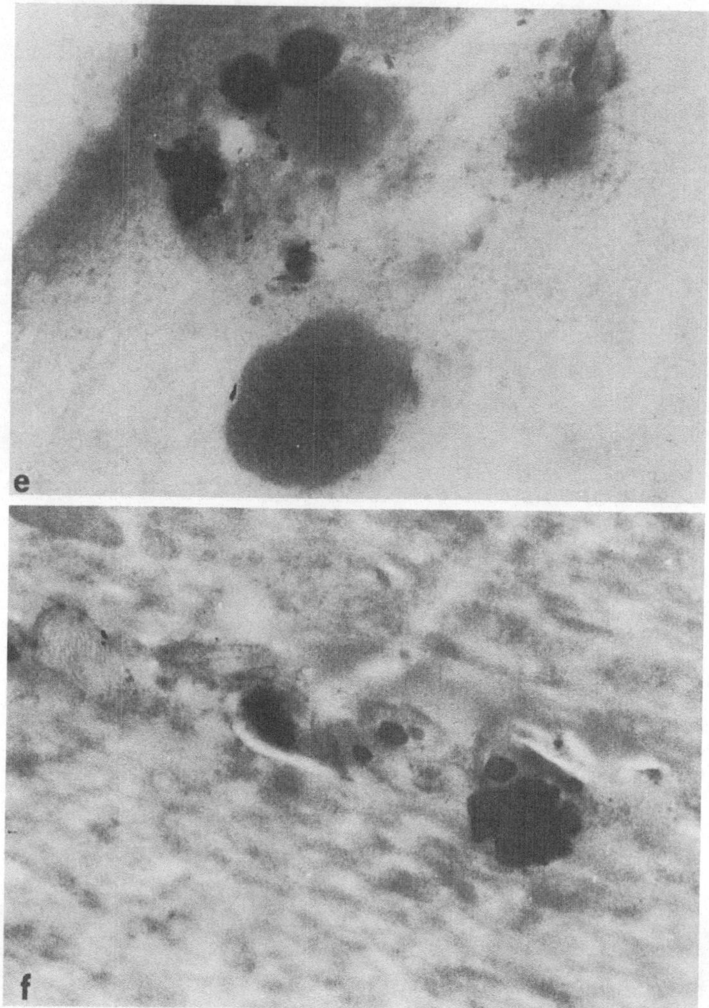

Abb. 38. e Co-Ni-Cr-Mo-Ti-Legierung (Vergrößerung·x 70 000), **f** V₄A-Stahl (Vergrößerung
x 28 500). (Die Aufnahmen der Metallegierung sind unkontrastiert)

Bei LT 31 (Ti-Al-Va-Legierung) und in geringerem Maße bei der Co-Ni-Cr-Mo-Ti-Legierung kommt es innerhalb der Makrophagen nach 26 Wochen zusätzlich zu Lipoidablagerungen in Form kleiner Tröpfchen (Abb. 39 a, b). Weitere Zellschädigungen sind nicht zu
erkennen. Diese Lipoidablagerungen nehmen bei LT 31 bis zur 52. Woche zu, Proben der
CoNi-Cr-Mo-Ti-Legierung dieses Zeitabschnittes standen nicht zur Verfügung.

Abb. 39 a, b. Festkörperimplantation i.m., 52 Wochen p.op. **a** Lipoidbeladener Histiocyt ▶
der innersten Zellschicht bei Co-Ni-Cr-Mo-Ti-Legierung (Vergrößerung x 15 360). **b** Lipoidbeladene Makrophagen (↑) in der teilweise abgehobenen innersten Zellschicht und
innerhalb der Bindegewebsmembran bei LT 31. Abriß und Artefakt präparativ bedingt.
(Vergrößerung x 4 300)

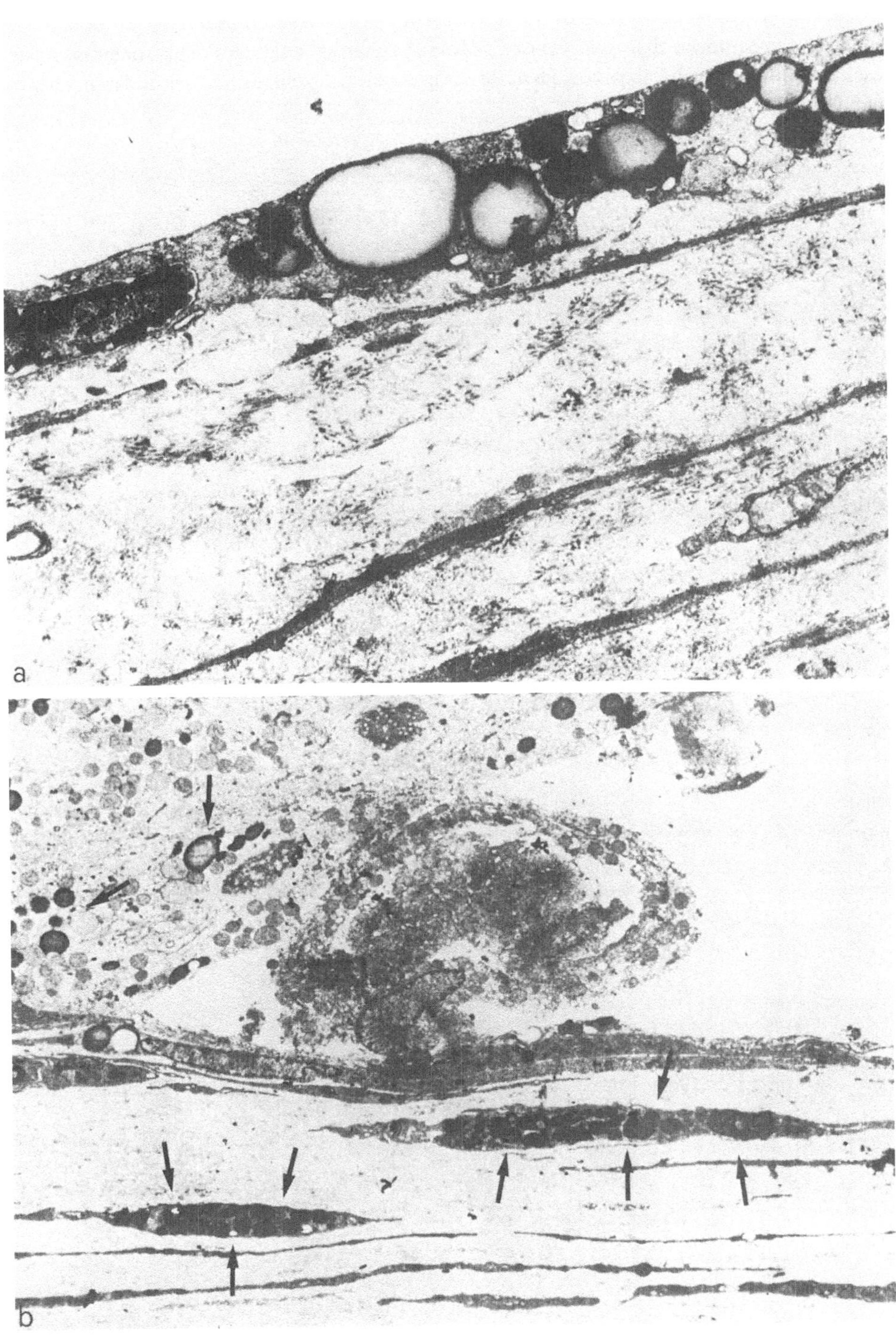

Abb. 39 a,b

Die im lichtmikroskopischen Befund beschriebene Granulombildung unterhalb der Bindegewebsmembran bei der Co-Ni-Cr-Mo-Ti-Legierung zeigt im elektronenmikroskopischen Bild zahlreiche lipoidbeladene Makrophagen mit zahlreichen sekundären Lysosomen (Abb. 40. a,b).

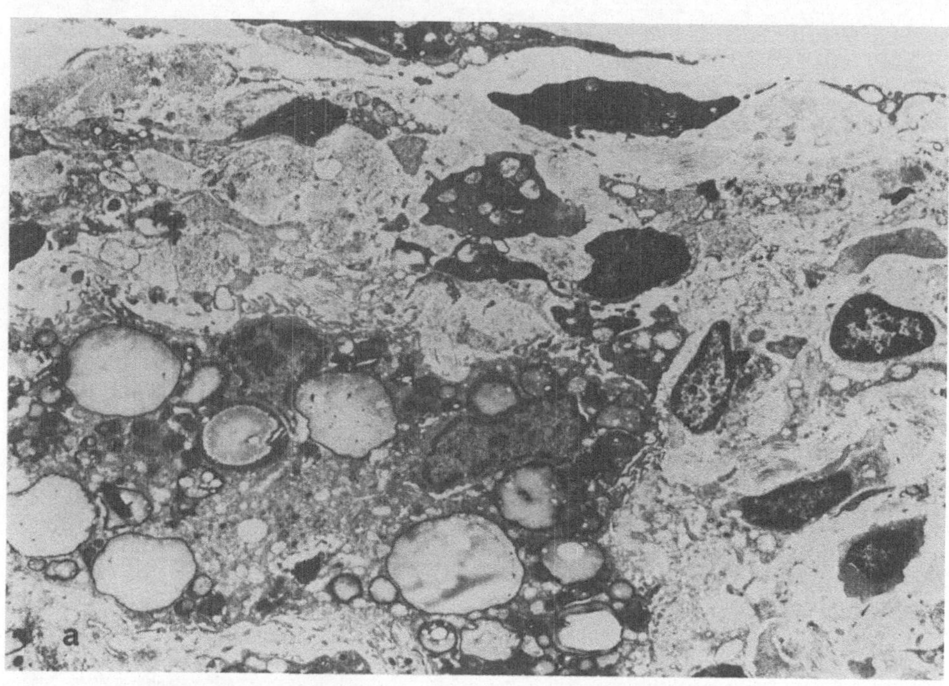

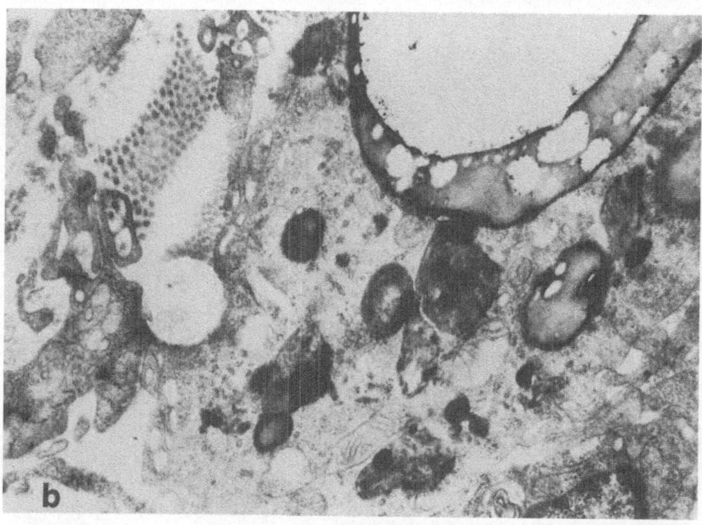

Abb. 40 a, b. Festkörperimplantation i.m., 52 Wochen p.op. Ausschnitt aus dem makrophagenreichen Granulom unter der Bindegewebsmembran bei einer Co-Ni-Cr-Mo-Ti-Legierung. **a** Lipoidbeladene Makrophagen (Vergrößerung x 5 400), **b** dasselbe bei höherer Vergrößerung (Vergrößerung x 19 000)

Bei RT 18 und den restlichen Proben sind solche Veränderungen nicht nachzuweisen (Abb. 41).

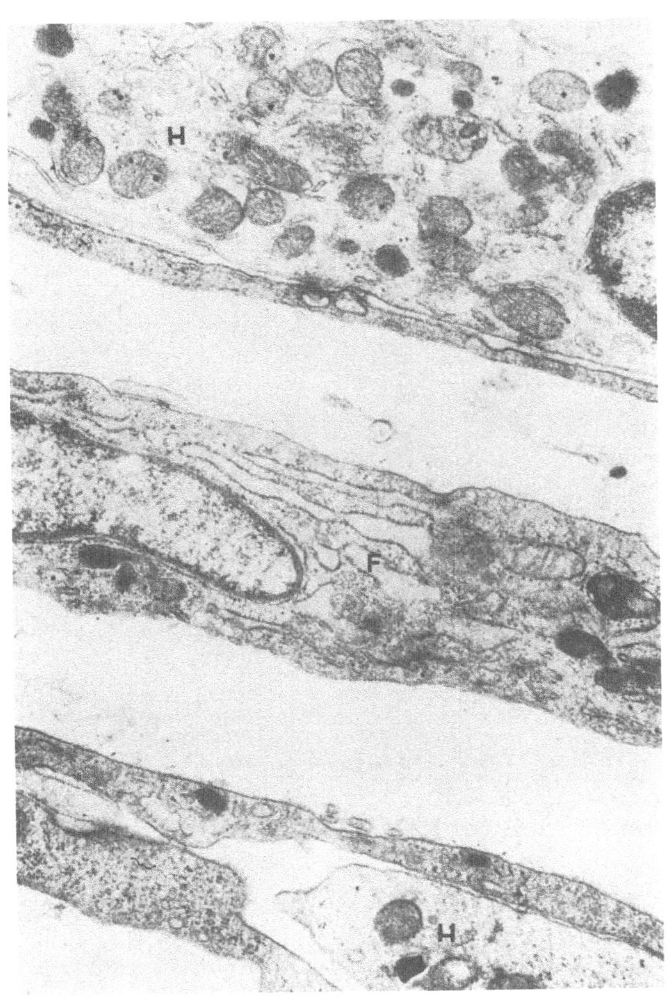

Abb. 41. Festkörperimplantation i.m., 52 Wochen. Lipoidfreie Makrophagen in der Bindegewebsmembran bei RT 18 (Reintitan) (Vergrößerung x 29 450)

68

3.2.1.5 Histochemie

Die histochemische Bestimmung der sauren Phophatase ergab für die einzelnen Implantatmaterialien keine qualitativen oder quantifizierbaren Unterschiede. Auf eine ausführliche
Darstellung der Ergebnisse kann somit verzichtet werden (Abb. 42 a, b).

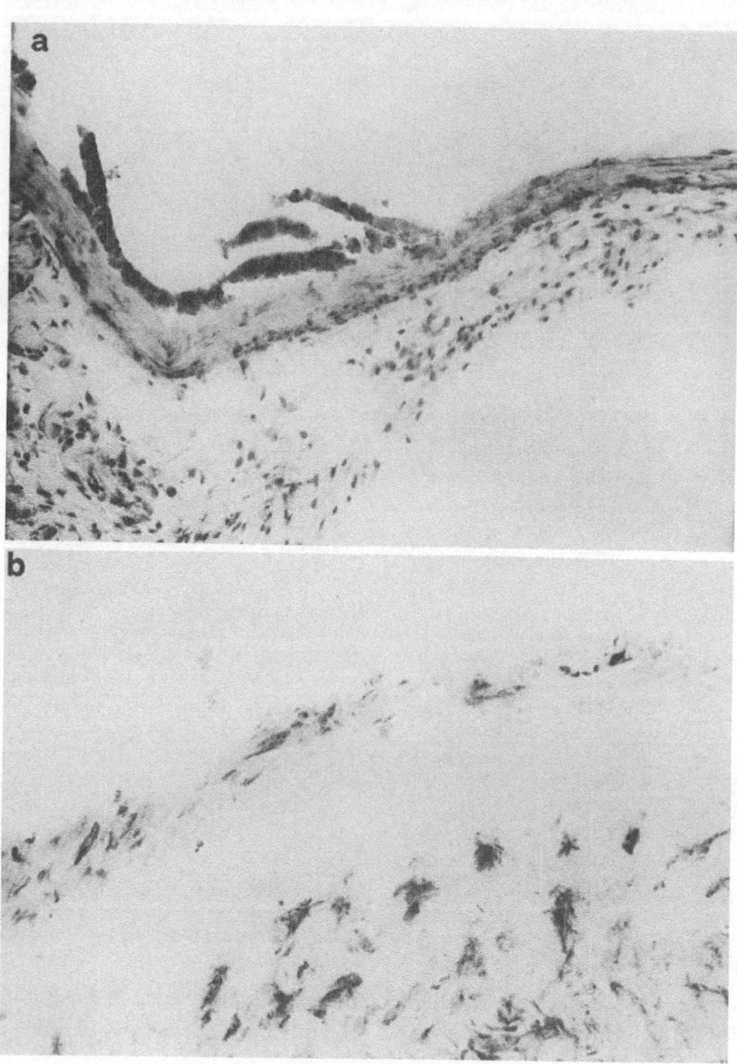

Abb. 42 a, b. Saure Phosphatase-Reaktion bei Versuchslegierung M (Endocast) 52 Wochen
p.op. **a** Nach Pearse mit Kernfärbung: pos. Reaktion der innersten Makrophagenschicht
(Vergrößerung x 160). **b** Nach Gomori, pos. Reaktion der Makrophagen innerhalb der
Bindegewebsmembran (Vergrößerung x 256)

3.2.1.6 Zellproliferation

Die durch Bestimmung im Flüssigkeits-Szintilationszähler ermittelte Zellproliferation nach der Gabe von ^{3}H-Thymidin zeigt, daß der ^{3}H-Thymidin-Einbau in Abhängigkeit von der Zeit erfolgt. Dies gilt sowohl für die mit einem Inplantat versehenen Muskelteilen, als auch für die scheinoperierte Seite. In den ersten 2 Tagen kann ein parallel verlaufener Anstieg gesehen werden, dem dann ein kontinuierlicher Abfall folgt, zwischen dem 7. und 14. Tag haben die Dpm-Werte eine Basislinie erreicht. Diese Situation verbleibt unverändert bis zum 23. Tag bestehen. Zwischen dem 23. und 49. Tag kommt es dann zu einem langsamen Anstieg der Dpm-Werte im Bereich der implantierten Muskulatur, wohingegen die scheinoperierte Seite auf der Basislinie verbleibt (Abb. 42 c).

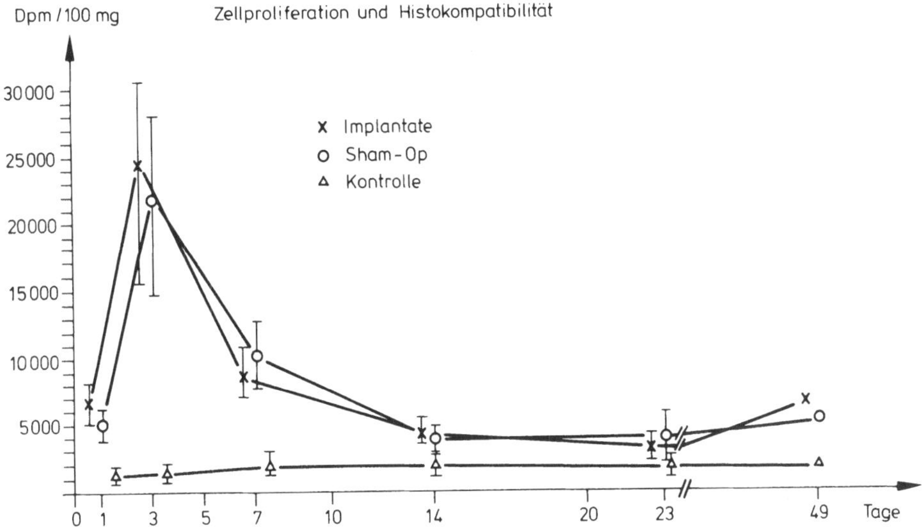

Abb. 42 c

3.2.2 *Intraossäre Implantation*

3.2.2.1 Lichtmikrokopischer Befund

Wie bei der i.m.-Implantation findet sich auch hier um alle Implantatmaterialien eine identische Umgebungsreaktion:
Nach 2 Wochen ist um den implantierten Festkörper eine mehr oder weniger stark ausgebildete Knochenneubildung zu erkennen, wobei die neugebildeten Knochenbälkchen teils radiär, teils schalenförmig angeordnet sind (Abb. 43 a). Dieser, noch nicht geschlossenen Knochenhülse sitzt zum Implantat hin eine wechselnd breite Bindegewebsmembran auf. In den Bindegewebsabschnitten finden sich an der Grenze zum Knochen hin größere Zellen, wobei es sich hier um Osteoblasten handelt. Den innersten Anteilen der Bindege-

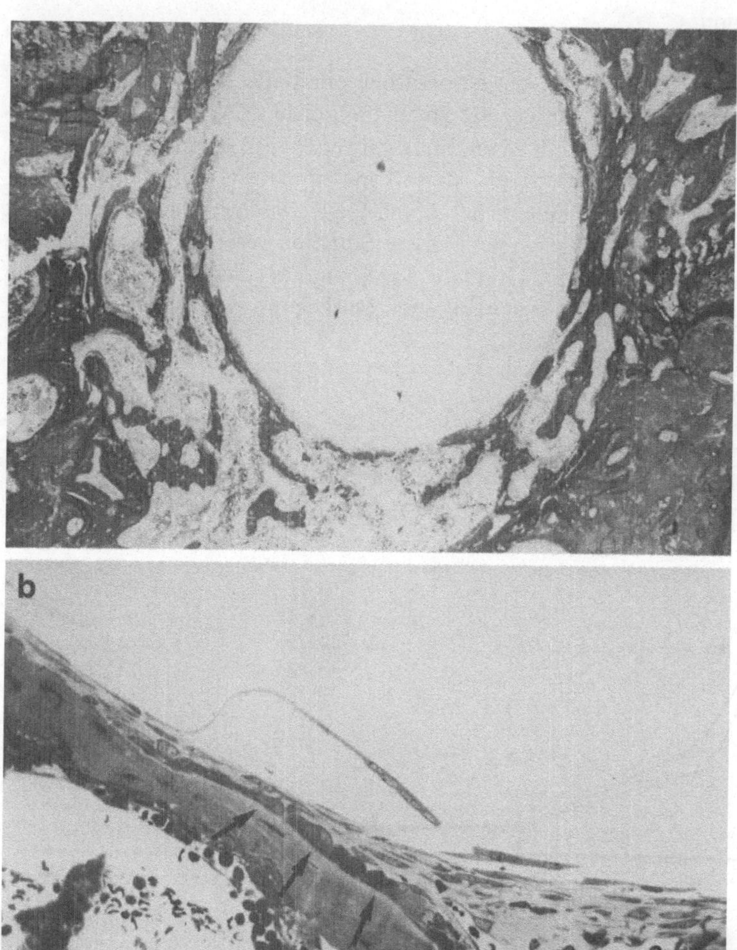

Abb. 43 a, b. Festkörperimplantation i.o., 2 Wochen p.op., Keramik. **a** Ausbildung eines Knochenringes um den Festkörper. Semidünnschnitt, Methylenblau (Vergrößerung x 40). **b** Bindegewebsmembran zwischen Knochen und Implantat. Histiocytenschicht zur Implantatgrenze hin teilweise abgerissen, Osteoblasten zum Knochen hin (↑). Semidünnschnitt, Methylenblau (Vergrößerung x 400)

websmembran sitzt immer eine 2–3-schichtige Histiocytenschicht zum Implantat hin auf (Abb. 43 b).

Die Membran ist bei Keramik und LT 31 relativ schmal und zellarm, dahingegen bei PMMA, kohlefaserverstärktem Kunststoff, Versuchslegierung M (Endocast) und der Co-Ni-Cr-Mo-Ti-Legierung relativ zellreich: Die Membran ist hier durchsetzt von zahlreichen Lymphocyten und Plasmazellen.

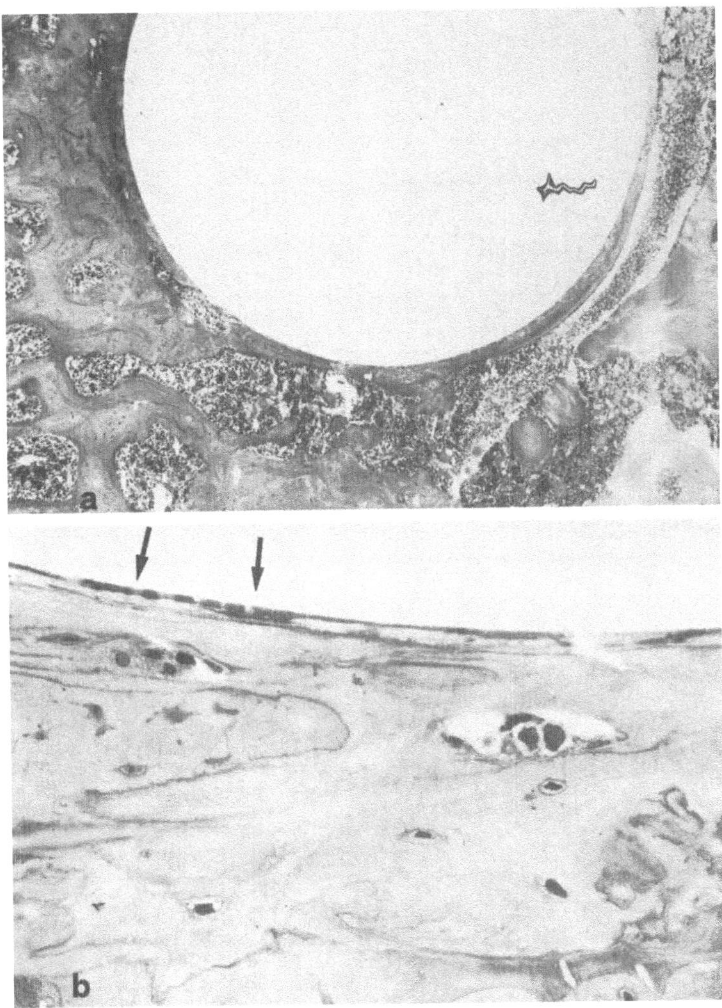

Abb. 44 a, b. Festkörperimplantation i.o., 4 Wochen p.op., LT 31. **a** Geschlossener Knochenring um das Implantat. Semidünnschnitt, Methylenblau (Vergrößerung x 50). **b** Dünn ausgezogene Histiocytenschicht auf dem Knochen, an das Implantat grenzend. Semidünnschnitt, Methylenblau (Vergrößerung x 640)

Nach 4 Wochen hat sich bei allen Implantatmaterialien um den Implantatkörper eine weitgehend geschlossene Knochenhülse gebildet. Die Bindegewebsmembran hat sich gegenüber der 2. Woche deutlich verschmälert, sie ist z.T. nur noch in kleinen Einbuchtungen der circulär verlaufenden Knochenlamelle zu erkennen (Abb. 44 a). An den anderen Knochenabschnitten steht die 2–3-schichtige Histiocytenschicht ohne Vermittlung einer Bindegewebsmembran direkt mit dem Knochen in Kontakt, wobei die Histiocyten stellenweise flach ausgezogen dem Knochen anliegen (Abb. 44 b).

Lediglich bei kohlefaserverstärktem Kunststoff ist auch zu diesem Zeitpunkt noch eine schmal ausgeprägte Bindegewebsmembran zu erkennen, der ebenfalls eine Histiocyten-

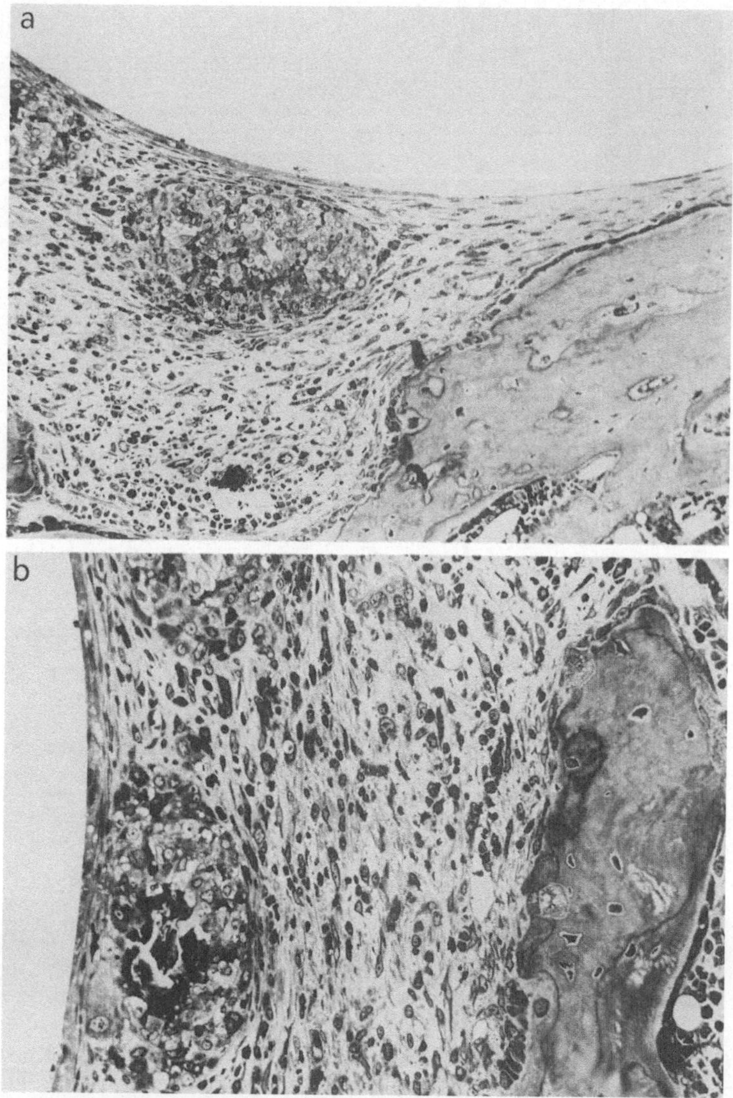

Abb. 45. a Festkörperimplantation i.o., 4 Wochen p.op., Co-Ni-Cr-Mo-Ti-Legierung, Granulombildung. Semidünnschnitt, Methylenblau (Vergrößerung x 192). **b** Dasgl. bei höherer
Vergrößerung. Semidünnschnitt, Methylenblau (Vergrößerung x 307)

schicht zum Implantat hin aufsitzt. Wie bei der i.m.-Implantation kann bei der Co-Ni-Cr-
Mo-Ti-Legierung auch zu diesem Zeitpunkt zwischen der Bindegewebsmembran und der
Knochenhülse eine makrophagenreiche Granulombildung nachgewiesen werden (Abb. 45 a,
b).

Bis zur *26. Woche* kommt es zu keiner wesentlichen Änderung, die der Knochenhülse
nach außen folgenden Knochenbälkchen zeigen jetzt bei allen Implantaten eine funktionelle Ausrichtung und sind an den Altknochen angeschlossen (Abb. 46 a, b). Dieser hat
sich ebenfalls der neuen Funktionseinheit angepaßt.

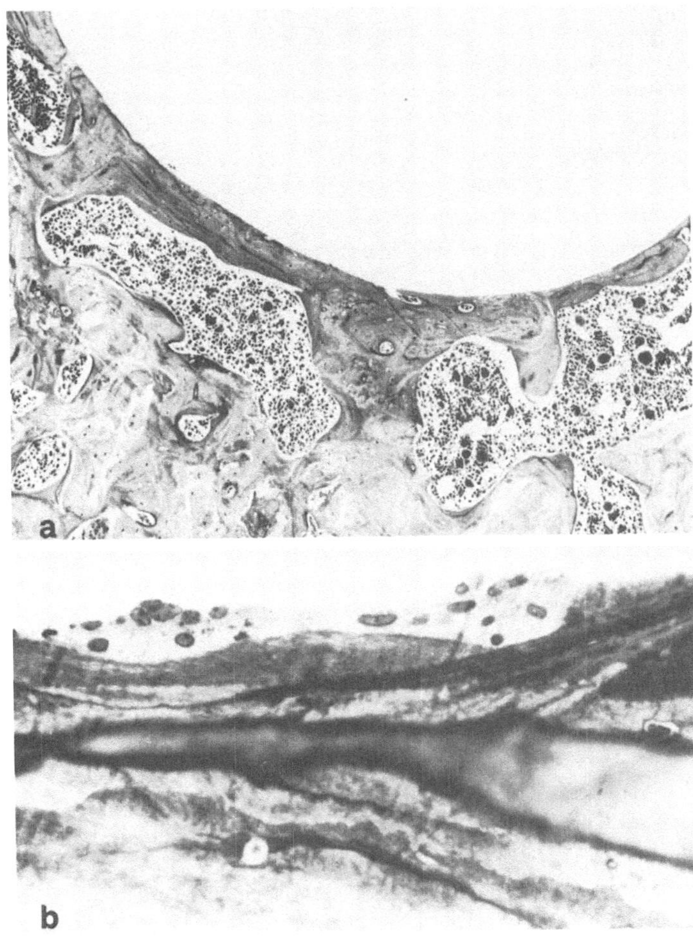

Abb. 46 a, b. Festkörperimplantation i.o., 26 Wochen p.op., Keramik. **a** Geschlossener Knochenring, scheinbar direkt an das Implantat grenzend. Semidünnschnitt, Methylenblau (Vergrößerung x 100). **b** Fremdkörperriesenzellen und Histiocyten in den Ausbuchtungen der Knochenhülse. Semidünnschnitt, Methylenblau (Vergrößerung x 640)

Nach 52 Wochen erscheint bei allen Implantaten die Knochenhülse gegenüber der 26. Woche gering verdickt. Die funktionell ausgerichteten und an die Umgebung angeschlossenen Knochenbälkchen sind plumper und zeigen Zeichen eines wiederholten Knochenumbaues. Auch noch nach 52 Wochen können immer schmale Reste einer Bindegewebsmembran in den Einsenkungen der Knochenhülse oder zumindest jedoch Reste einer einzelnen Zellage zwischen Implantat und Knochenhülse nachgewiesen werden (Abb. 47 a). In den Einsenkungen der Knochenhülse liegen neben den Histiocyten vereinzelt auch Riesenzellen (Abb. 47 b).

Auch bei PMMA kann ein geschlossener, stellenweise sehr dünn ausgezogener Zellverband zwischen Knochen und Implantat nachgewiesen werden (Abb. 48 a).

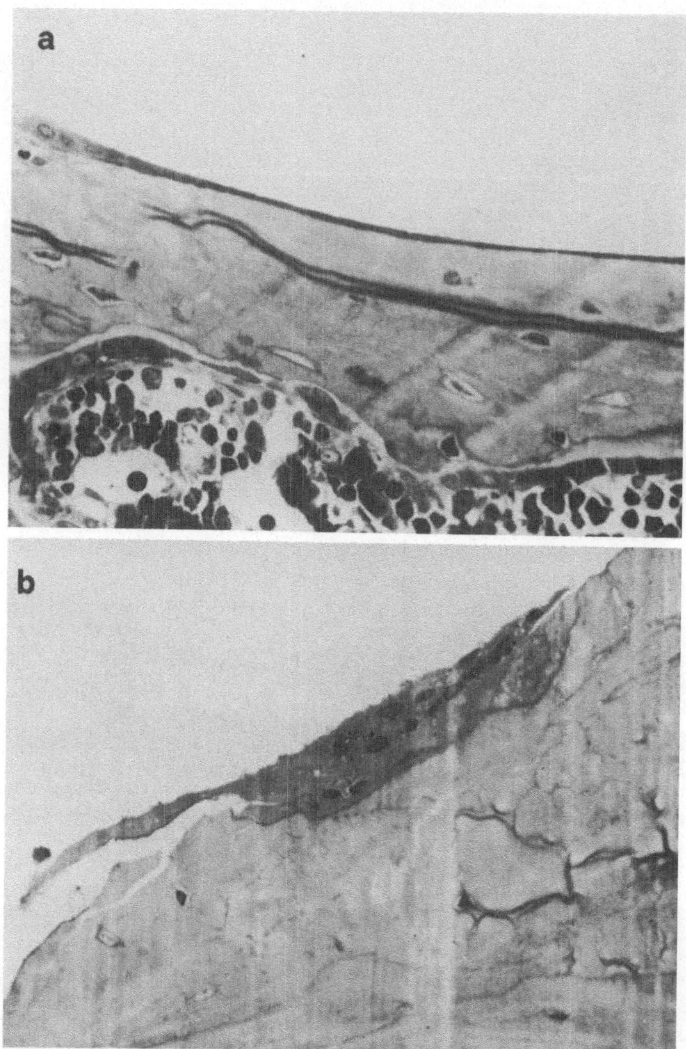

Abb. 47 a, b. Festkörperimplantation i.o., 52 Wochen p.op., Keramik. **a** Schmal ausgezogener, einschichtiger Histiocytenverband zwischen Knochen und Implantat. Semidünnschnitt, Methylenblau (Vergrößerung x 640). **b** Reste der Zellage zwischen Knochen und Implantat, neben Histiocyten auch Fremdkörperriesenzellen. Semidünnschnitt, Methylenblau (Vergrößerung x 640)

Wie bei der Staubimplantation von PMMA liegt innerhalb der Histiocyten ein feinkörniger Niederschlag, eine Zellschädigung ist lichtmikroskopisch nicht zu erkennen. Bei kohlefaserverstärktem Kunststoff kann in der Bindegewbsmembran, die in den Einsekungen der relativ breiten Knochenschale liegt, vereinzelt eine Granulombildung beobachtet werden (Abb. 49).

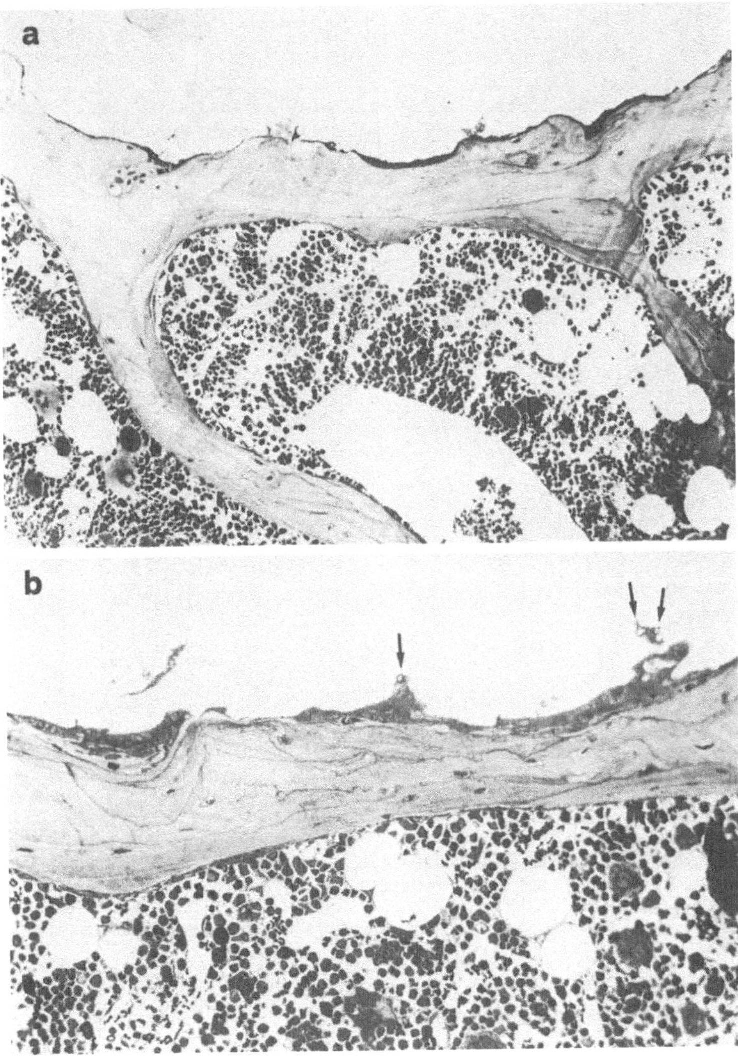

Abb. 48 a, b. Festkörperimplantation i.o., 52 Wochen p.op., PMMA. **a** Geschlossener, z.T. sehr dünn ausgezogener Zellverband, direkt dem Implantat anliegend. Semidünnschnitt, Methylenblau (Vergrößerung x 192). **b** Feinkörniger Niederschlag innerhalb der Makrophagen und Fremdkörperriesenzellen (↑). Semidünnschnitt, Methylenblau (Vergrößerung x 307)

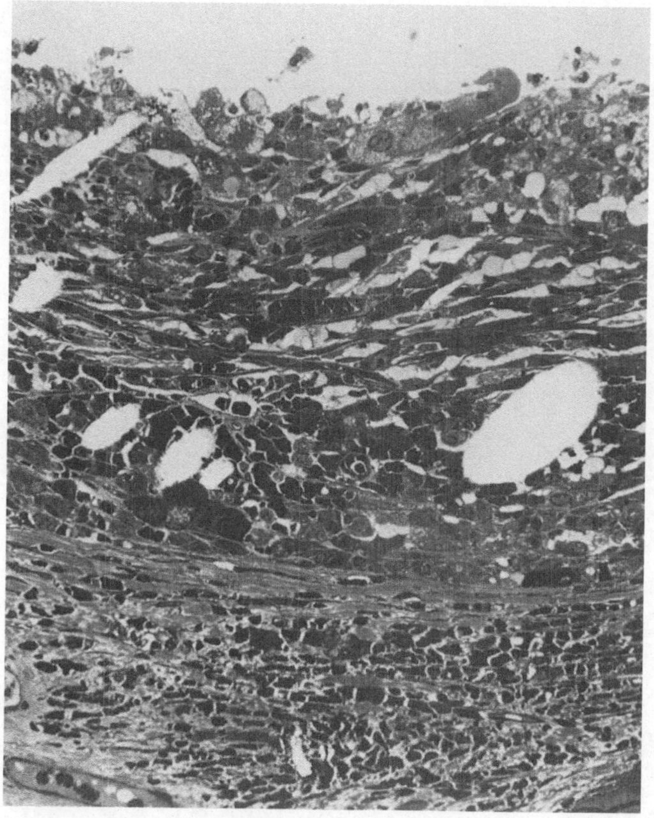

Abb. 49. Festkörperimplantation i.o., 52 Wochen p.op., kohlefaserverstärkter Kunststoff. Granulombildung in der Bindegewebsmembran. Semidünnschnitt, Methylenblau (Vergrößerung x 307)

3.2.2.2 Elektronenmikroskopischer Befund

Der elektronenmikroskopische Befund entspricht im wesentlichen den Befunden bei der Lichtmikroskopie. An den der Knochenschale aufsitzenden Zellen konnten keine auffälligen Veränderungen festgestellt werden.

3.3 Abriebverhalten und Umgebungsreaktion bei Implantation von Prothesen

3.3.1 Im Tierexperiment

Die Untersuchung des Kapselregenerates von 20 Hunden, die mit tiergerecht verkleinerten Keramik-Metallverbundprothesen zementfrei versehen worden waren (Abb. 50) ließen innerhalb des Beobachtungszeitraumes bis zu 18 Monaten nur einen geringen Keramikabrieb erkennen. Die untersuchten Kapselregenerate zeigten auch nach längerer Implantationsdauer keinen vermehrten Abrieb gegenüber der kurzzeitigen Implantation (Abb. 51 a).

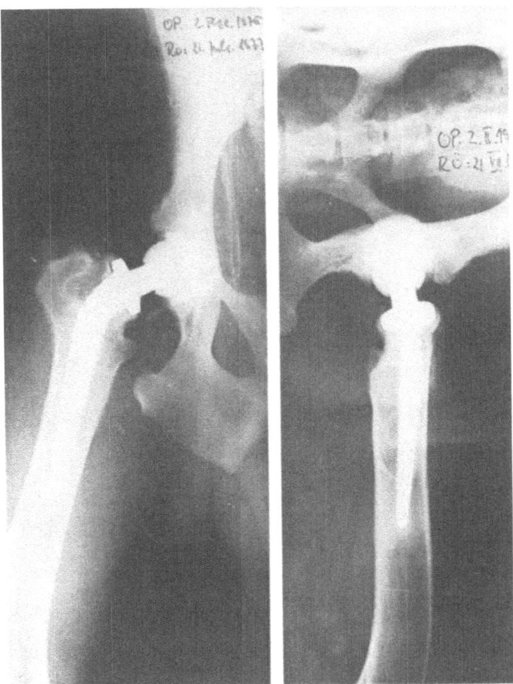

Abb. 50. Röntgenbild einer verkleinerten, selbsthaftenden Tragrippen-Keramik-Metallverbundprothese nach Mittelmeier im Hund, 2 1/2 Jahre p.op., fester Einbau der Prothese

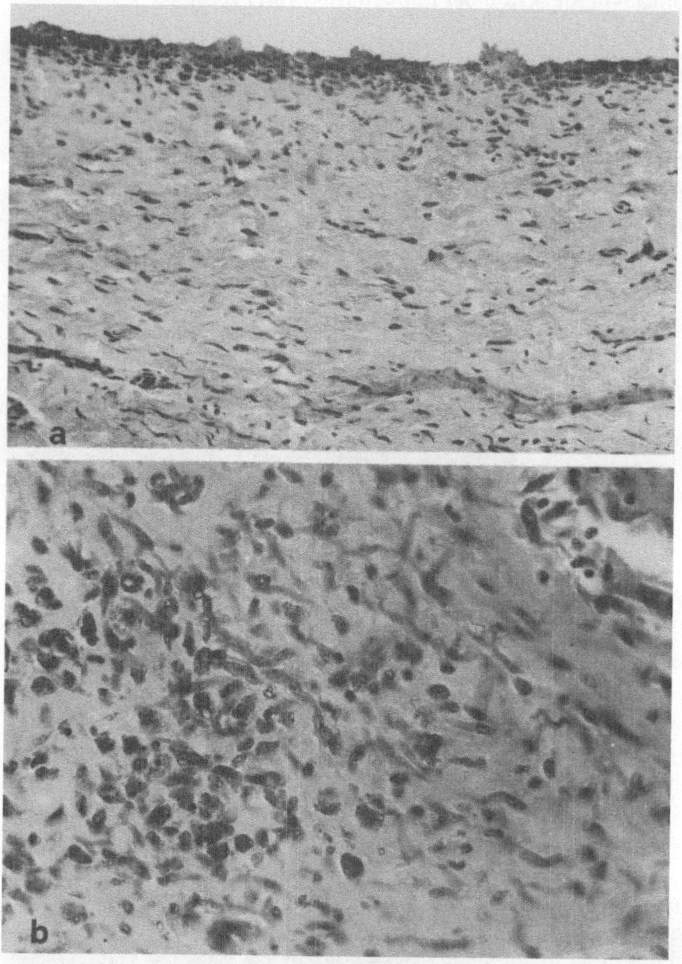

Abb. 51 a, b. Gelenkkapsel Hund, 12 Monate nach Implantation einer selbsthaftenden Tragrippenendoprothese mit der Gleitkörperpaarung Keramik/Keramik. **a** Regelrechter Aufbau des Kapselregenerates mit synovialen Deckstrukturen, nur sehr spärlicher Abrieb. HE (Vergrößerung x 192). **b** Speicherung der Keramikpartikel innerhalb von Makrophagen. HE (Vergrößerung x 307)

Bei 2 Prothesen war ein stärkerer Metallabrieb nachzuweisen, der auf dem Boden einer unzureichenden ausgearbeiteten Klemmung zwischen Metallstiel und Keramikkopf zu erklären ist. Die duch diesen Abrieb entstandenen Metallpartikel der Co-Cr-Mo-Legierung sind zwischen 0,5 und 2 μ groß. Die Abriebpartikel werden, wie die Keramikpartikel, bevorzugt innerhalb von Histiocyten gespeichert, z.T. liegen sie auch als haemosiderinartiger Metallniederschlag im interstitiellen Gewebe (Abb. 52 a,b).

Eine granulierende Fremdkörperreaktion ist nicht zu beobachten, Fremdkörperriesenzellen waren nicht nachzuweisen. Eine Granulombildung innerhalb des Kapselregenerates wurde nicht beobachtet, keine vermehrte Fibrinogenese.

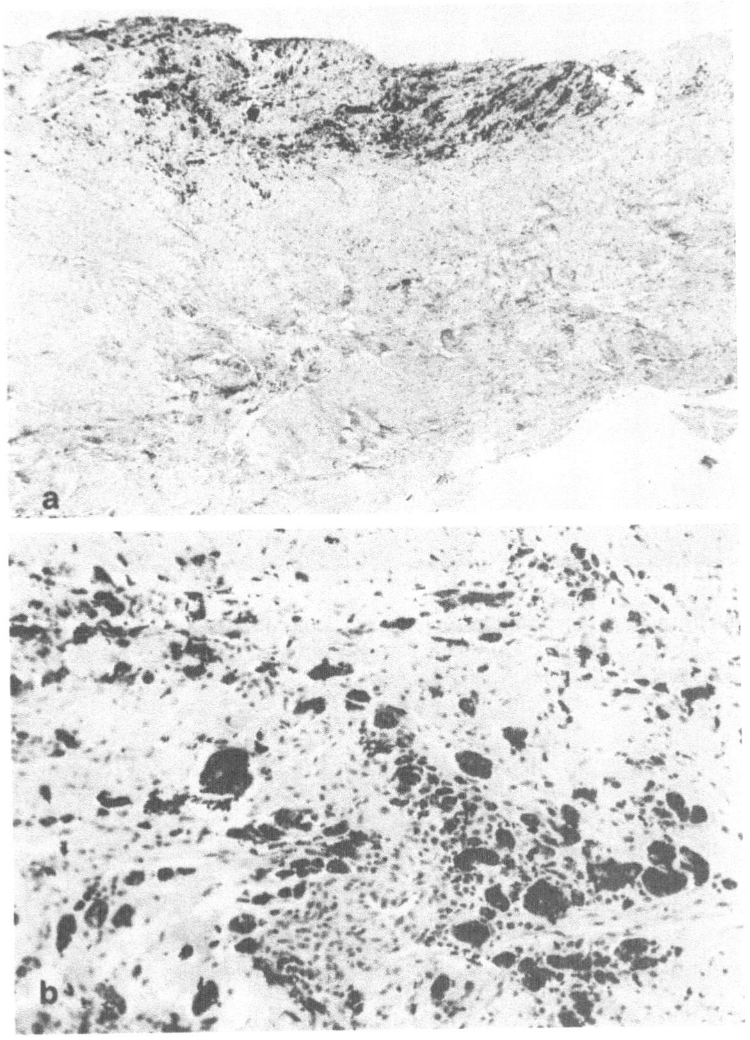

Abb. 52 a, b. Gelenkkapsel Hund, 6 Monate nach Implantation einer selbsthaftenden Keramik-Metallverbundprothese. Ungenügende konische Klemmung zwischen Keramikkopf und Metallkonus. Speicherung von reichlich Metallabrieb (N-haltige Co-Cr-Mo-Legierung) innerhalb von Makrophagen. Keine granulierende Fremdkörperreaktion. **a** HE (Vergrößerung x 48), **b** HE (Vergrößerung x 307)

Bei einem Hund (K 4) kam es 3 Monate postoperativ und nach zunächst störungsfreiem Verlauf zu einem Bruch der Keramikpfanne (Abb. 53 a, b), der zu einem massiven Materialabrieb führte, da die gebrochene Prothese für weitere 8 Wochen belassen wurde. Makroskopisch fand sich die Kapsel gegenüber den sonst beobachteten Fällen deutlich verdickt, innerhalb des Kapselsackes ließ sich reichlich Keramikabrieb nachweisen.

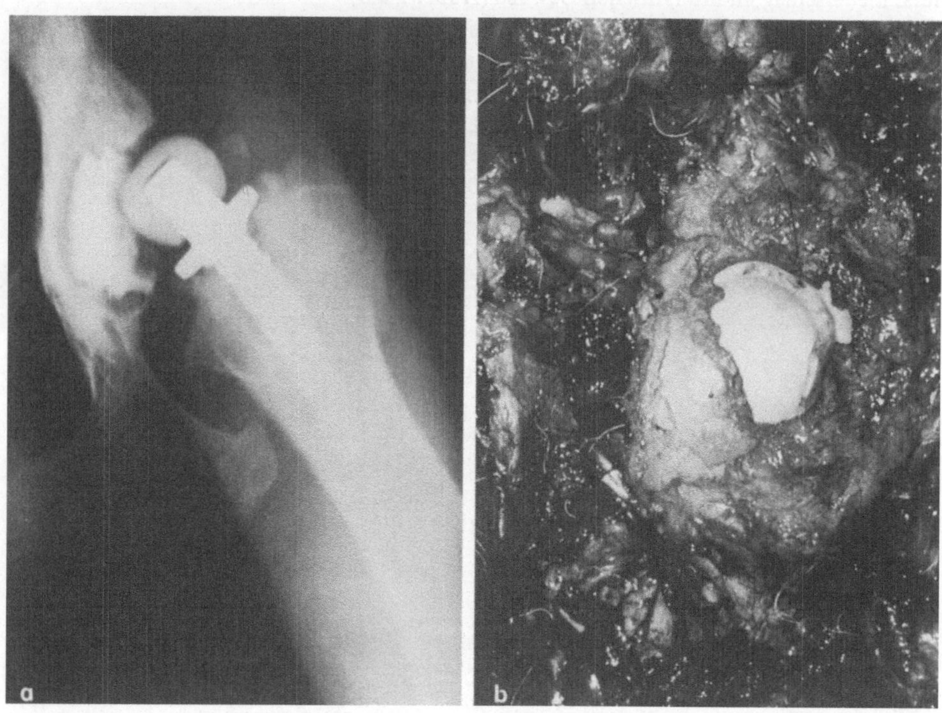

Abb. 53 a, b. Pfannenbruch einer selbsthaftenden Keramik-Metallverbundprothese im Tierversuch, 3 Monate nach Implantation. **a** Röntgenbild in situ. **b** Makroskopischer Befund der gebrochenen Pfanne mit umgebender Gelenkkapsel

Histologisch war das Kapselregenerat narbig verbreitert und auf der Innenseite überwiegend von fibrinoidem Material bedeckt, das reichlich von Keramikstaub durchsetzt ist (Abb. 54 a). Nur über kurze Abschnitte ist eine zusammenhängende, synoviale Zellschicht erhalten, die ebenfalls Keramikpartikel aufgenommen hat. In dem anschließenden Schwielengewebe sind zahlreiche, mit Staub beladene Makrophagen (Abb. 54 b) sowie zahlreiche, noch nicht zellgebundene Abriebpartikel zu erkennen. In den äußeren Schichten sind die staubbeladenen Makrophagen bevorzugt perivasal gelagert.

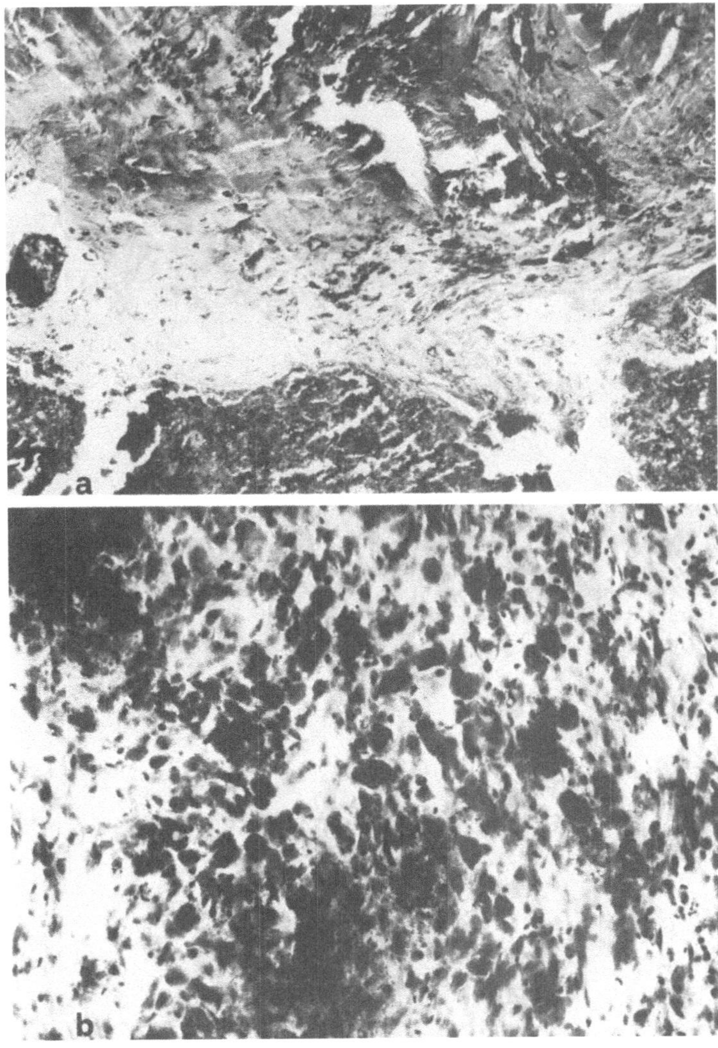

Abb. 54 a, b. Massiver Keramikabrieb bei Pfannenbruch im Tierexperiment. **a** Gelenkkapsel voll beladen mit Keramikpartikeln, z.T. intra-, z.T. extracellulär. HE (Vergrößerung x 100). **b** Speicherung von Keramikpartikeln innerhalb von Makrophagen. HE (Vergrößerung x 256)

Starke Abriebablagerungen finden sich in den regionalen Lymphknoten. Bei erhaltener Grundstruktur liegen dicht mit Keramikpartikeln beladene histiocytäre Reticulumzellen in der T-Region und in deutlich geringerem Umfang in der B-Region (Abb. 55).

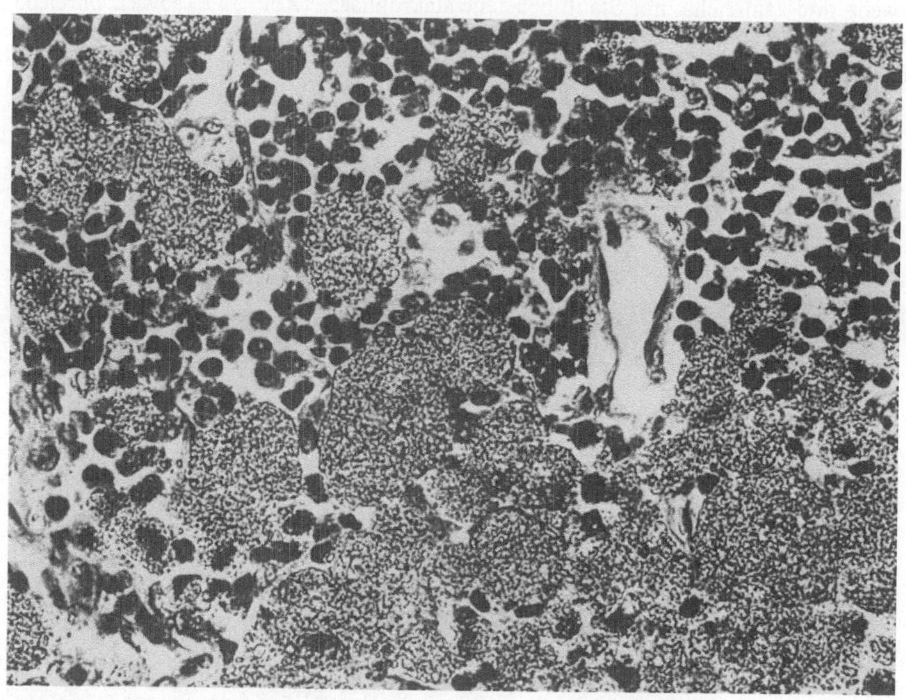

Abb. 55. Massiver Keramikabrieb bei Pfannenbruch im Tierexperiment, regionaler Lymphknoten: Histiocytäre Reticulumzellen der T-Region dicht beladen mit feinen Keramikpartikeln. HE (Vergrößerung x 640)

In der Milz lassen sich nur ganz vereinzelt Makrophagen nachweisen, die nur wenig Keramikkristalle enthalten (Abb. 56).

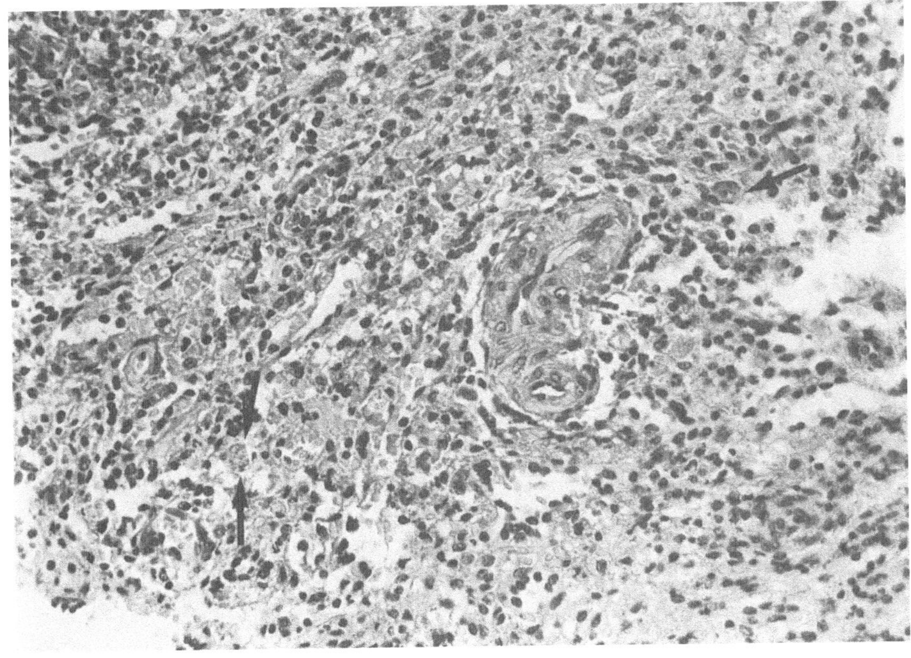

Abb. 56. Massiver Keramikabrieb bei Pfannenbruch im Tierexperiment, Milz: Vereinzelt Partikel innerhalb weniger Makrophagen ⟨↑⟩. HE (Vergrößerung x 307)

In der Leber ist der Läppchenaufbau regelhaft, locker verstreut sind jedoch reichlich Sternzellknötchen, beladen mit Keramikpartikeln zu erkennen (Abb. 57 a, b). Weiterhin kommen Abriebpartikel in einzelnen Makrophagen in Portalfeldern um die Zentralvene vor. Darüberhinaus besteht jedoch keine verstärkte Mesenchymaktivierung in der Leber. Die Leberzellen zeigen keine Verfettung, Cholestase oder Siderose.

Niere, Pankreas und Knochenmark sind frei von Keramikabrieb.

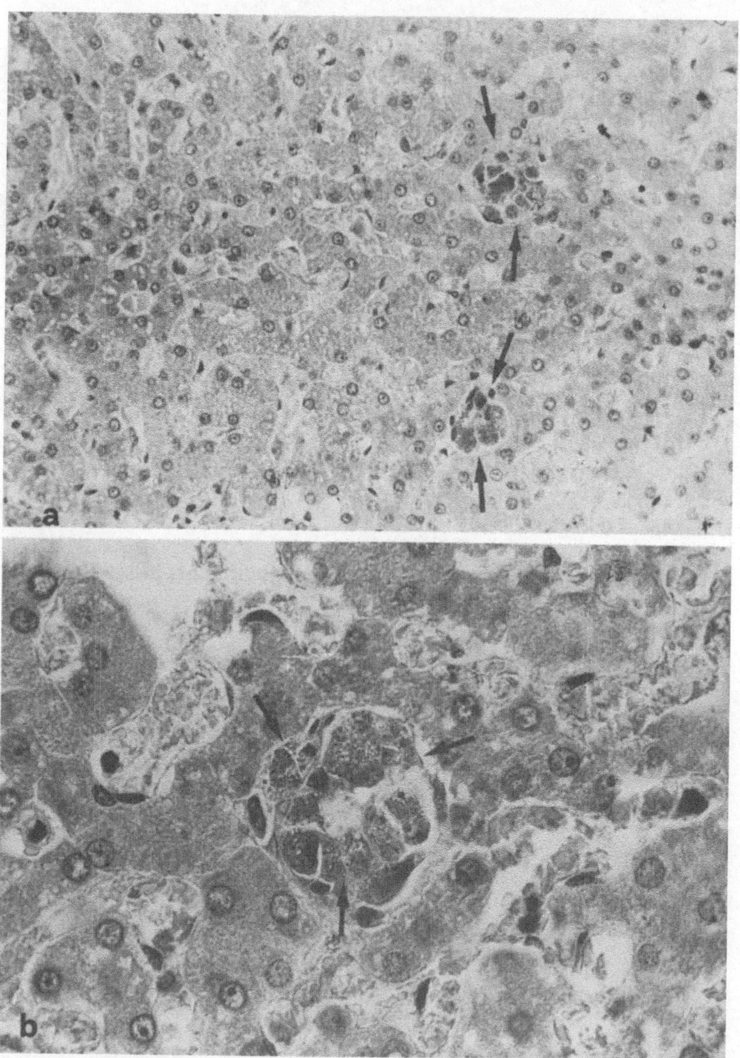

Abb. 57 a, b. Massiver Keramikabrieb bei Pfannenbruch im Tierexperiment, Leber: a Bildung von Sternzellknötchen (↑). b Isolierte Sternzellknötchen mit Keramikpartikeln (↑). HE (Vergrößerung x 640)

3.3.2 Humanimplantation

Bei den von uns untersuchten Kapselregeneraten nach Totalendoprothesenimplantation, bei denen die Gelenkkörperpaarung Keramik/Kermaik verwandt wurde (Abb 58 a, b), fand sich nur sehr wenig Abrieb (Abb. 59 a). Nur in 2 Fällen konnte ein starker Al_2O_3-Abrieb nachgewiesen werden; es bestand hier postoperativ infolge ungenügender Kopflänge oder Steilstellung der Pfanne eine rezidivierende Subluxation der Prothese, die zu einem starken Kantenrieb mit hohem Anfall von Al_2O_3-Abriebpartikeln führte.

Die Abriebpartikel weisen eine Größenordnung von $0{,}2-2\,\mu$ auf, wobei sich die Partikel auch zu einem Konglomerat anordnen können. Die Abriebpartikel sind überwiegend innerhalb von Makrophagen gespeichert, z.T. liegen sie auch frei im Gewebe. Die mit Keramik beladenen Makrophagen sammeln sich in den mehr außen gelegenen Kapselanteilen perivasal an, Fremdkörperriesenzellen wurden in den von uns untersuchten Fällen nicht gefunden (Abb. 59 b).

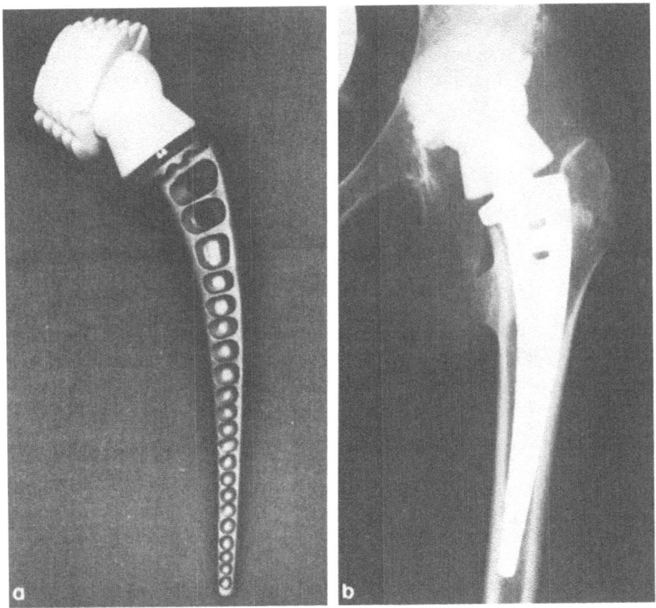

Abb. 58. a Selbsthaftende Keramik-Metallverbundprothese nach Mittelmeier (,,Tragrippenprothese''), Stieltyp II. **b** Röntgenbild der Prothese in situ

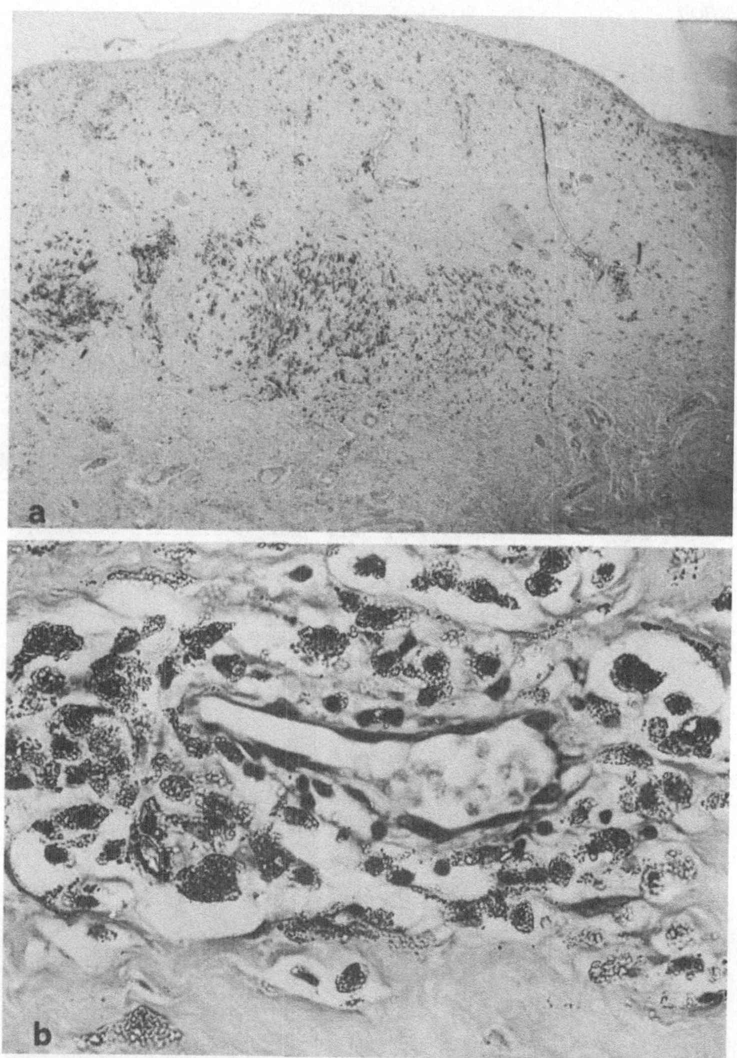

Abb. 59 a, b. Kapselregenerat beim Menschen, 12 Monate nach Implantation einer Keramik-Metallverbundprothese (1 222/76). **a** geordneter Aufbau des Regenerates, nur spärlicher Abrieb. HE (Vergrößerung x 40). **b** Makrophagen beladen mit Keramikpartikeln, perivasale Anordnung. HE (Vergrößerung x 640)

Wir hatten Gelegenheit, in einem Fall mit starkem Keramikabrieb (M.H.P. 20864/75) einen Leberstanzzylinder histologisch zu untersuchen. Innerhalb des Stanzzylinders konnten keine Keramikpartikel nachgewiesen werden, die histologisch erkennbaren Veränderungen i.S. einer Fettleber bestehen unabhängig und waren bereits präoperativ bekannt (Abb. 60 a, b).

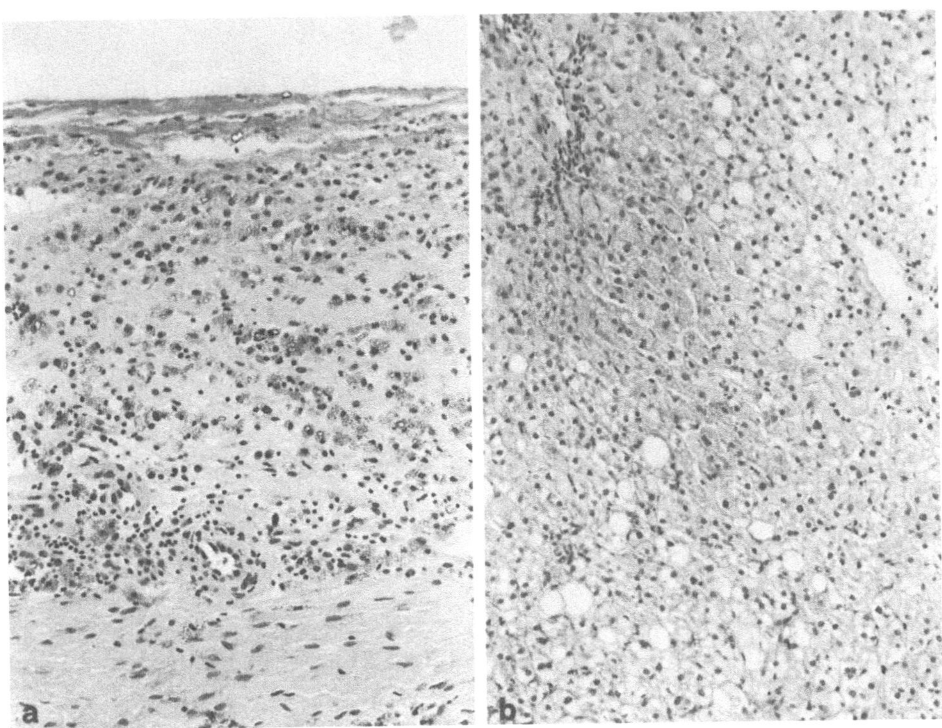

Abb. 60. a Kapselregenerat beim Menschen, 12 Monate nach Implantation einer Keramik-Metallverbundprothese M.H.P. 20864/75). Starker Abrieb infolge Subluxation der Prothese mit hohem Kantenrieb. HE (Vergrößerung x 307). **b** Leberstanzzylinder des gleichen Patienten, 2 Jahre nach Prothesenwechsel. Keine Keramikpartikel innerhalb der Leber, Fettleber 1.-2. Grades bereits präop. bekannt. HE (Vergrößerung x 307)

Bei der Paarung Metall/Metall, die in 3 Fällen untersucht werden konnte, findet sich nach 6 Jahren im Kapselregenerat ein Niederschlag der Metallpartikel, deren Größe zwischen 0,5 und 2 μ schwankt. Die Partikel sind überwiegend in Makrophagen gespeichert, die sich bevorzugt perivasal ansammeln (Abb. 61 a, b). Fremkörperriesenzellen können nur vereinzelt nachgewiesen werden.

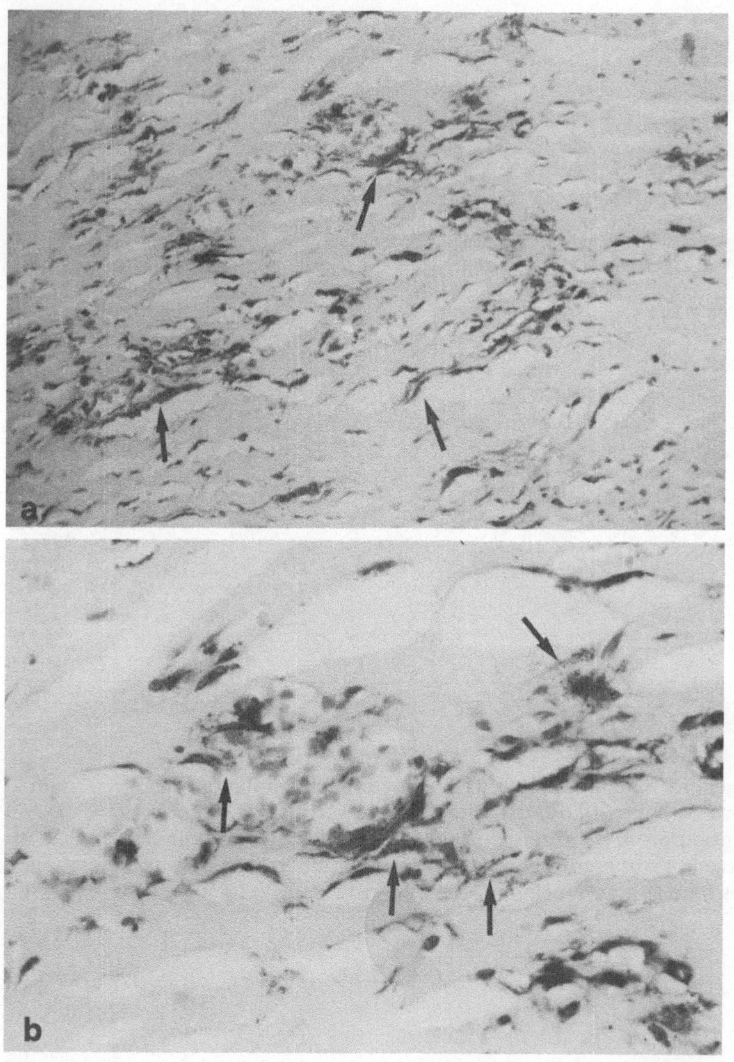

Abb. 61 a, b. Kapselregenerat bei Metall/Metall-Prothese (McKee-Farrard). **a** Feinkörniger Niederschlag im geordnet aufgebauten Kapselregenerat. FE (Vergrößerung x 256). **b** Metallniederschlag in Makrophagen gespeichert, perivasale Anordnung der Makrophagen. FE (Vergrößerung x 640)

Stellenweise besteht eine metallische Imprägnierung des Kapselregenerates, wobei die Niederschläge sich gut mit der Berliner Blau-Reaktion darstellen lassen (Abb. 62). Das Kapselregenerat selbst zeigt einen geordneten Aufbau, die synovialen Deckschichten sind unauffällig, keine Granulombildung.

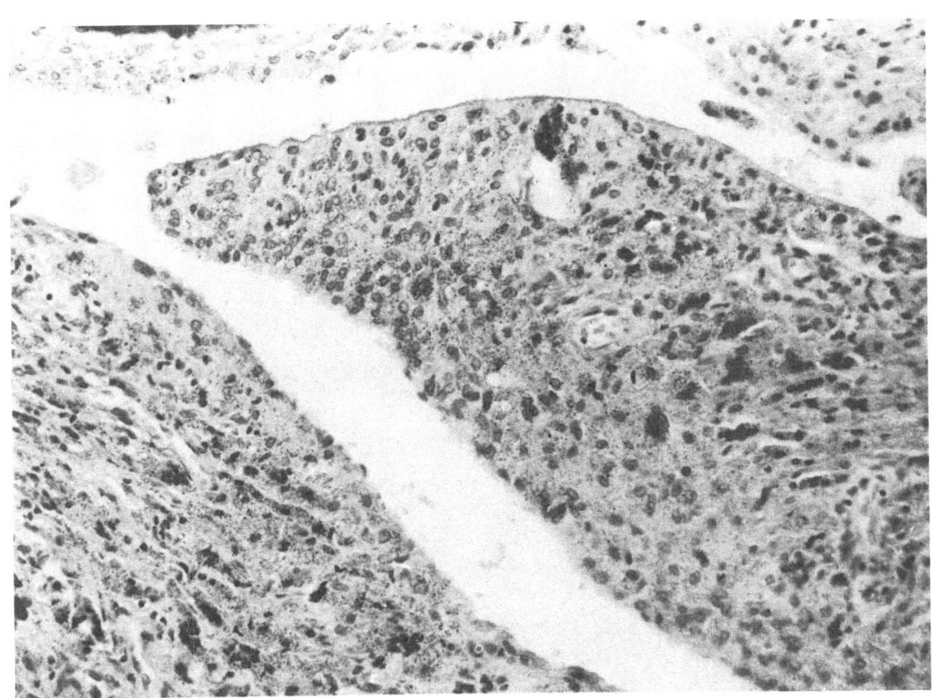

Abb. 62. Kapselregenerat bei Metall/Metall-Prothese (McKee-Farrard), 5 Jahre p.op. (29819/76), positive Berliner Blau-Reaktion der Niederschläge im Kapselregenerat. FE (Vergrößerung x 192)

Bei der Paarung Metall/Polyäthylen, die in 15 Fällen untersucht werden konnte, lassen sich bereits nach einem Monat Polyäthylenabriebpartikel innerhalb des zell- und gefäßreichen Organisationsgewebes nachweisen, wobei die Abriebpartikel von Fremdkörperriesenzellen umgeben sind; kleinere Partikel sind innerhalb von Makrophagen gespeichert. Nach 5 Jahren ist bei der gleichen Materialpaarung reichlich Abriebmaterial im Kapselregenerat abgelagert (Abb. 63 a).

Das Abriebmaterial läßt sich besonders gut im polarisierten Licht darstellen.

Um die Abriebpartikel, deren Größe zwischen 20 und 50 μ liegt, spielt sich eine granulierende Fremdkörperreaktion ab (Abb. 63 b).

Das Kapselregenerat verbreitert sich mit zunehmender Implantationsdauer, vor allem aufgrund einer stärker werdenden Fremdkörperreaktion, wobei die bindegewebige Struktur des Kapselregenerates durch die Granulationen vielfach zerstört wird.

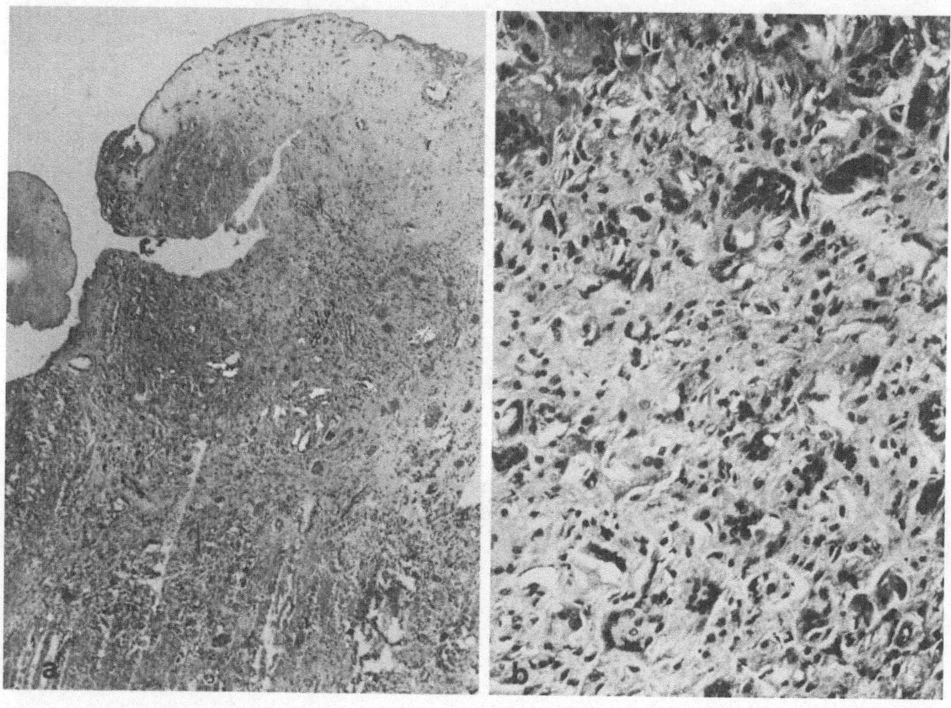

Abb. 63 a, b. Kapselregenerat bei Metall/Polyäthylenprothese (Charnley-Müller), 3 Jahre p.op. **a** Diffuser Abrieb in der narbig verbreiterten Kapsel. HE (Vergrößerung x 48) (teilpolarisiert). **b** Fremdkörperriesenzellen um die Polyäthylenabriebpartikel, granulierende Fremdkörperreaktion in der Kapsel. HE (Vergrößerung x 640)

4 Diskussion

4.1 Umgebungsreaktion durch Implantatwerkstoffe

4.1.1 Staubimplantation

4.1.1.1 In vitro-Versuche

Die gebräuchlichen Implantaten in der orthopädischen Chirurgie werden aus dem Wirtsgewebe über einen Bindegewebsmantel (Collins 1953; Mittelmaier u. Singer 1956; Willert u. Puls 1972) ausgegliedert, dem zum Implantat hin eine geschlossene Makrophagenschicht aufsitzt (Hoppe 1956; Hench u. Paschal 1973; Cameron u. Fornasier 1976; Clark u. Mitarb. 1976; Harms u. Mäusle 1976; Vernon-Roberts u. Freeman 1976). Offensichtlich stellt der Makrophage die mit dem Implantat reagierende Zelle dar.

Es ist deswegen sinnvoll, die Cytotoxizität eines vorgesehenen Implantatmaterials gegen eine Makrophagenkultur zu testen. Dabei bieten sich die aus der Silikoseforschung bekannten Modelle an (Beck 1965; Unkeless u. Mitarb. 1974). Fibroblasten dürften für die vorgesehenen Untersuchungen weniger geeignet sein, da der Fibroblast nicht direkt mit dem Implantat in Verbindung steht. Entgegen Beck u. Mitarb. (1967) konnten wir in den von uns in Vorversuchen benutzten Fibroblastenkulturen auch kaum eine Speicherfähigkeit der Fibroblasten nachweisen.

Bei der lichtmikroskopischen Untersuchung der von uns untersuchten Staubpartikel ließ sich bei einer Einwirkungszeit von 2–24 Std keine Zellschädigung erkennen. Dies entspricht den Ergebnissen bei der Phagocytose von Korund (Alpha-Aluminiumoxyd), Titandioxyd und Asbest, wohingegen bei der Quarzstaubphagocytose bereits nach 5–8 Std eine Zellschädigung nachweisbar ist, die sich lichtmikroskopisch in einer zunehmenden Vacuolisierung und in einer Ablagerung der Zellen ausdrückt (Beck u. Mitarb. 1967).

Die von uns beschriebene Vacuolisierung findet sich in gleicher Weise auch in den Kontrollmakrophagen, so daß es sich bei diesen Vacuolen wahrscheinlich um eine Folge der Glycolatreizung handelt.

Elektronenmikroskopisch finden sich bei der Quarzstaubphagocytose die Quarzpartikel häufig frei im Cytoplasma oder in großen Vacuolen von 2–6 μ Größe, wobei es über die zeitliche Entstehung der Vacuolen unterschiedliche Auffassungen gibt (Allison u. Mitarb. 1966; Allison 1970; Beck u. Mitarb. 1967, 1970; Bruch 1970). Dagegen liegen bei der Phagocytose von nichttoxischen Substanzen – Korund, Titandioxyd und Asbest – die Artikel membranumhüllt in sekundären Lysosomen. Eine Zerstörung der Membran, wie dies bei den Silicaten der Fall ist, kann nicht festgestellt werden. Diese Befunde passen zu den elektronenmikroskopischen Befunden, die wir an den Makrophagen in der Bindegewebsmembran nach in vivo-Implantation keramischer oder metallischer Festkörper auch noch nach 52 Wochen beobachten konnten: Die aus den Proben abgeschiedenen Partikel liegen innerhalb von intakten, sekundären Lysosomen; die Membranen der sekundären Lysosomen und die angrenzenden Zellorganellen sind unauffällig.

In diesem Zusammenhang sind Versuche interessant, in denen experimentell zur Vermeidung der Silikose Schutzstäube, in erster Linie Aluminiumstaub verabreicht werden;

dem Aluminiumstaub wird dabei eine Hemmung der fibrogenetischen Wirkung des Quarzes zugeschrieben (Denny u. Mitarb. 1937; McNab u. Harington 1967; Daniel u. Mitarb. 1970).

Der von uns benutzte Lymphocytentransformationstest wurde zur Erfassung der Toxizität von Implantatmaterialien bisher nicht angewandt. Die PHA-Stimulierung peripherer Lymphocyten dient bei der in vitro-Untersuchung als meistbenutztes Modell zur Erfassung von Faktoren, die die celluläre immunologische Reaktivität beeinflussen (Greaves u. Mitarb. 1974).

In der Silikoseforschung wurde nur ein ähnlicher Versuchsansatz benutzt: Zur Erfassung der fibrogenetischen Wirksamkeit von Silicaten wurde der Überstand staubbeladener Makrophagen mit einer Fibroblastenkultur aus Hühnerembryonen kontaminiert, wobei in der Fibroblastenkultur die Hydroxyprolin-Produktion (HOP) gemessen wurde (Heppleston u. Styles 1967; Heppleston 1970). Eine Erhöhung der HOP-Produktion innerhalb der Fibroblastenkultur bestand nur dann, wenn der Quarzstaub vorausgehend mit Makrophagen kontaminiert war. Bei direkter Kontamination der Fibroblastenkultur mit Quarzstaub konnte eine Erhöhung der HOP-Produktion nicht festgestellt werden. Daraus wurde eine quarzspezifische Reaktion innerhalb der Makrophagen gefolgert, die zur Freisetzung eines in der Fibroblastenkultur die HOP-Produktion stimulierenden Faktors führt.

Ein weiterer, ähnlicher Versuchsansatz stammt von Homsy (1970). Wegen der Schwierigkeiten, die celluläre Reaktion der Implantatwerkstoffe in vivo quantitativ zu ermitteln, wurde von ihm ein Modellversuch für eine in vitro-Untersuchung angegeben: Dabei werden die zu untersuchenden Materialien mit einer eiweißfreien, elektrolytmäßig körperähnlichen Flüssigkeit bei 115°C für 62 Std kontaminiert. Neben der spekrophotometrischen Auswertung dieser Flüssigkeit wird ein Teil der Flüssigkeit als Nährmedium einer Kultur aus Mäusefibroblasten zugesetzt, in der dann morphologisch eine Hemmung des Zellwachstums bestimmt wird. Die Beurteilung erfolgt über verschiedene Zwischenstufen von keiner Hemmung bis zur totalen Hemmung des Auswachsens des Zellrasens.

Der von uns benutzte Lymphocytentransformationstest (LTT) dürfte durch die quantifizierbare Erfassung der immunologischen Reaktivität zusammen mit der morphologischen Beurteilung der Makrophagenkulturen die Aussagekraft der Testung in Zellkulturen erhöhen. Eine evtl. vorhandene materialspezifische Cytotoxizität dürfte auch hier, entsprechend zur Entstehung der Silikose erst nach einer Passage durch die Makrophagen wirksam werden.

Die direkte Kontamination eines Implantatwerkstoffes mit Zellkulturen aus Fibroblasten und deren alleinige morphologische Beurteilung (Hulliger 1962; Hulliger u. Mitarb. 1967; Mital u. Cohen 1968; Pappas u. Cohen 1968) erscheint uns zur Erfassung der Cytotoxizität eines Implantatwerkstoffes nicht mehr so geeignet.

Der Aussagewert über eine in der Zellkultur evtl. bestehende cytotoxische Schädigung durch Implantatmaterialien wird allerdings dadurch eingeschränkt, daß bei allen in vitro-Untersuchungen die in vivo vorliegende Interferenz Lymphocyten/Makrophagen nicht genügend berücksichtigt werden kann.

Die Aussage der in vitro-Untersuchungen kann durch Benutzung der Organkultur (Gerber u. Mitarb. 1975) erhöht werden. Neben der quantitativen Bestimmung der Gewebeverträglichkeit ermöglicht diese Untersuchung auch eine Aussage zu dem Generationsproblem der Zelle. Dadurch können evtl. materialspezifische Störungen der Zellteilung schon durch die in vitro-Testung erfaßt werden.

4.1.1.2 In vivo-Implantation von Stäuben

Die in vivo-Implantation von Stäuben soll die lokalen (i.m.-Applikation) und allgemeinen Reaktionen (i.p.-Applikation) im Rahmen eines evtl. vorhandenen Materialabriebes modell-ähnlich simulieren. Die Bedeutung des Intraperitonealtestes zur biologischen Staubprüfung ist ebenfalls aus der Silikoseforschung bereits bekannt (Rüttner 1963).

Um vergleichbare und auf die in vivo-Implantation übertragbare Werte zu erhalten, müssen folgende Kriterien beachtet werden:

1. Der Staub muß bezüglich seiner chemisch-physikalischen Beschaffenheit und Korngrößenverteilung charakterisiert sein.
2. Es müssen Korngrößenfraktionen hergestellt und appliziert werden, die der zu erwartenden Größe der Abriebpartikel entsprechen.
3. Die applizierte Dosis muß bekannt sein.
4. Die Implantationsdauer des Staubes muß bei der histologischen Auswertung berücksichtigt werden.

Auf die Abhängigkeit der Gewebereaktion von der Partikelgröße in vivo und in vitro wurde schon wiederholt hingewiesen (Schultz u. Williams 1942; Cohen 1959; Pappas u. Cohen 1968). Die verstärkte Gewebereaktion bei Verwendung kleiner Partikelgrößen wird von diesen Autoren durch die damit bedingte Vergößerung der Oberfläche erklärt. Weiterhin wird eine Änderung der chemisch-physikalischen Oberflächenstruktur bei Verwendung kleinerer Partikel in Erwägung gezogen. Auch ist eine Phagocytose von Partikeln nur bis zu einer gewissen Partikelgröße möglich. Ein gutes Beispiel für die Abhängigkeit der cytotoxischen Wirkung von der verabreichten Partikelgröße bietet die Silikoseforschung (Swensson u. Mitarb. 1956; Allison 1970). Allerdings spielt bei ihr neben der Möglichkeit zur Phagocytose auch die Lungengängigkeit eine entscheidende Rolle (Giese 1933; Worth 1961; Einbrod 1965).

Wir haben für den Kermaikstaub eine Partikelgröße zwischen 0 und 5 μ und zwischen 5 und 10 μ gewählt, die der tatsächlichen Partikelgröße beim in vivo- und Simulator-Abrieb nahekommt (Harms u. Mäusle 1977; M. Ungethüm 1977, persönliche Mitteilung).

Die von uns untersuchte Co-Ni-Cr-Mo-Ti-Legierung lag in der Partikelgröße 0–20 und 20–40 μ vor, obwohl wir wissen, daß die Abriebpartikel bei dem Metallabrieb nur in einer Größenordnung zwischen 0,5 und 5 μ auftreten (Charosky u. Mitarb. 1973; Swanson u. Mitarb. 1973; Escalas u. Mitarb. 1976; Wagner u. Mitarb. 1976). Bis zum Abschluß unserer Untersuchung war es jedoch nicht möglich, kleinere im Flammenspritzverfahren hergestellte Partikelgrößen in ausreichender Menge zu erhalten. Da jedoch auch in der uns zur Verfügung gestellten Staubfraktion (0–20 μ) Partikel in der gewünschten Größenordnung vorlagen, konnten wir die im Flammenspritzverfahren hergestellten Stäube zur Testung der Bikompatibilität benutzen. Sie haben außerdem den Vorteil, daß sie in gleichmäßiger und reproduzierbarer Form und Oberfläche vorliegen, so daß weniger physikalische Einflüsse bei der Entwicklung der Umgebungsreaktion wie bei gemahlenen Stäuben zu erwarten sind.

Die Staubfraktionen der Versuchlegierung M waren dagegen im Mahlverfahren hergestellt und weisen im Vergleich zu Protasul 10 eine mehr unregelmäßige Form und Oberfläche auf. Zusätzlich lag die Versuchslegierung M (Endocast) jedoch in einer geglühten (ggl.) und einer ungeglühten (uggl.) Form vor: Bei der Herstellung der Pulver durch mechanische Verkleinerung (Mahlen) wird nämlich der optimale Gefügezustand der Metalllegierung zerstört. Dies drückt sich in einer Magnetisierbarkeit der vorher nicht magnetisierbaren (austenitischen) Partikel aus. Durch eine solche Gefügeumwandlung wird die Korrosionsbeständigkeit in körperähnlichen Flüssigkeiten stark herabgesetzt und führt zu einer verminderten Körperverträglichkeit (M. Müller 1977, persönliche Mitteilung). Durch eine nachfolgende Wärmebehandlung kann der ursprünglich vorhandene, nicht magnetisierbare Zustand wieder hergestellt werden. Ein Vergleich dieser beiden Stäube erschien deswegen interessant.

Die Kohlefasern lagen in einer Größenordnung zwischen 0 und 20 μ und zwischen 20 und 60 μ vor, der PMMA-Staub wurde in der auf dem Markt befindlichen Pulverform getestet. Dabei haben die Polymerpartikel eine Größenordnung von durchschnittlich 50 μ, was durchaus dem in vivo-Befund entspricht, bei dem auch noch wesentlich größere Partikel nachgewiesen werden können (Escalas u. Mitarb. 1976; Vernon-Roberts u. Freeman 1976).

Bei i.m.- und i.p.-Applikation findet sich bei den von uns getesteten Stäuben im wesentlichen die gleiche biologische Antwort: Anfänglich überwiegt eine granulocytäre Reaktion, etwa ab der 2. Woche ist bei allen Stäuben die akute Entzündungsphase abgeklungen und es dominiert die histiocytäre Reaktion. Keramik und die untersuchten Metallegierungen zeigten keine ausgeprägte Faserneubildung, wie sie bei Aluminiumoxyd (Rüttner 1963) und bei rostfreiem Stahl (Cohen 1959) beobachtet wurde. Auch bei intraperitonealer Applikation konnte ab der 2. Woche innerhalb der im Mesenterium liegenden Staubdepots nur eine zarte Durchsetzung mit Bindegewebsfasern festgestellt werden, die in dem Beobachtungszeitraum von 26 Wochen keine Zunahme zeigte.

In Übereinstimmung mit Cohen (1959) konnten wir bei den kleineren Partikelfraktionen (Partikelgröße <20 μ) eine stärkere Staubbeladung der Einzelzelle feststellen als bei den größeren Partikelfraktionen. Dagegen finden sich bei den größeren Fraktionen (Partikelgröße >20 μ) vermehrt Fremdkörperriesenzellen, die den Partikeln angelagert sind. Die Phagocytose ist bei den größeren Partikelfraktionen ebenfalls reduziert, eine Abräumung des Staubes in die regionalen Lymphknoten oder in die Organe des RHS wird bei größeren Partikelfraktionen seltener als bei kleineren Partikelfraktionen beobachtet.

Vergleicht man die Stäube M 20 ggl. und M 20 uggl. (Endocast), so zeigt sich die celluläre Reaktion ein Tag nach i.p.-Applikation bei dem uggl. Staub stärker ausgeprägt als bei dem ggl. Staub.

Ein qualitativer Unterschied bei diesen Stäuben findet sich nach der 4. Woche: Wie bei den anderen Implantatmaterialien steht bei dem Staub M 20 ggl. die histiocytäre Reaktion im Vordergrund, wohingegen bei dem Staub M 20 uggl. neben Histiocyten noch zusätzlich reichlich Lymphocyten, Plasmazellen und mehrere Mastzellen zu beobachten sind. Die Unterschiede sind jedoch nach der 26. Woche nicht mehr nachzuweisen. Inwieweit es durch die Auseinandersetzung mit der Körperflüssigkeit zu einem Ausgleich des unterschiedlichen Gefügezustandes gekommen ist, konnte durch unsere Untersuchungen nicht geklärt werden. Bei allen Stäuben konnte in Übereinstimmung mit Escalas u. Mitarb. (1976) nach 26 Wochen keine immunologisch auffällige Reaktion beobachtet werden.

Wir haben uns mit einer deskriptiven Beurteilung der Umgebungsreaktion begnügt, da die bisherigen, semiquantitativen Auswertungen (Cohen 1959; Rüttner 1963; Zweifach u. Mitarb. 1973; Turner u. Mitarb. 1973; Escalas u. Mitarb. 1976; Willert u. Semlitsch 1976) nicht voll befriedigen. Da eine quantitative Auswertung bisher nicht möglich war, haben wir lediglich die Abweichungen der von uns beobachteten gleichmäßigen biologischen Antwort auf die von uns untersuchten Materialien beschrieben. Erst kürzlich haben Willert u. Mitarb. (1977) auf die Unmöglichkeit der quantifizierbaren Zuordnung der cellulären

Reaktion hingewiesen, da gerade bei der Staubapplikation eine Vielzahl von Störfaktoren auftreten können, die den Ablauf der biologischen Reaktion beeinflussen.

Mit Ausnahme von PMMA können alle untersuchten Staubpartikel bei einer geeigneten Partikelgröße ($<20\,\mu$) in die Lymphknoten, Milz und Leber verschleppt und dort nachgewiesen werden. Dies entspricht den Befunden von Ferguson u. Mitarb. (1960, 1962) und Ohnsorge (1970), die bei Verwendung metallischer Implantate einzelne Elemente dieser Implantate in verschiedenen Organen, besonders in der Lunge und der Leber nachweisen konnten. Auch Griss u. Mitarb. (1975) und Vernon-Roberts u. Freeman (1976) und Winter (1977) beschreiben eine Verbringung von Abriebmaterial in die regionalen Lymphknoten.

In unseren Untersuchungen zeigten die in diesen Organen nachgewiesenen staubbeladenen Makrophagen lichtmikroskopisch keine auffallende Zellschädigung. Innerhalb des Untersuchungszeitraumes von 26 Wochen konnte keine Ablagerung im Knochenmark nachgewiesen werden. Ob dieses reaktionslose Verhalten auch bei längerer Implantationsdauer und vermehrtem Staubangebot erhalten bleibt, ist fraglich. Bei abnorm hohem Keramikabrieb im Tierversuch bildeten sich bereits nach 8 Wochen in der Leber Sternzellenknötchen (Harms u. Mäusle 1977).

Bei keinem der bisher verwandten Implantatwerkstoffe wissen wir, an welchem Ort die Abriebpartikel endgültig abgelagert werden und zu welchen biologischen Reaktionen die Abriebpartikel dort Anlaß geben. Untersuchungen nach langzeitiger Einwirkung von Abriebpartikeln sind bisher nur am Ort der primären Reaktion, dem Kapselregenerat, vorgenommen worden. Eine Gewebsmetaplasie läßt sich dort bisher nicht nachweisen (Charnley 1970; Willert u. Puls 1972; Harms u. Mäusle 1977), obwohl auf eine solche Möglichkeit bereits von Mittelmeier u. Singer (1956) hingewiesen wurde.

4.1.2 Festkörperimplantation i.m. und i.o.

Die Festkörperimplantation ermöglicht eine morphometrische Analyse der Membran und die Einzelzellbeobachtung an der Grenzfläche Implantat–Wirtsgewebe. Bei der i.m.-Implantation ist bei allen verwendeten Implantatmaterialien nach 2 Wochen die akute celluläre Reaktion noch nicht vollständig abgeklungen. Erst ab der 4. Woche sind akute Entzündungszeichen nicht mehr nachweisbar: Unter der an das Implantat grenzenden Histiocytenschicht liegt eine Bindegewebsmembran, die sich mit fortschreitender Ausreifung der Kollagenfasern verschmälert.

Ab der 2. Woche kann bei allen Implantaten eine Partikelabscheidung aus dem Festkörper nachgewiesen werden. Die Partikel liegen dann in der Makrophagendeckschicht, wie auch innerhalb der in der Bindegewebsmembran liegenden Makrophagen. Bei der lichtmikroskopischen Betrachtung zeigten die Membran und der angrenzende Muskelmantel keine auffallenden Veränderungen. Lediglich bei der Co-Ni-Cr-Mo-Ti-Legierung konnten Granulombildungen zwischen der Bindesgewebsmembran und dem Muskel nachgewiesen werden.

Mit der Berliner Blau-Reaktion reagierende Niederschläge oder eine verstärkte leukocytäre Infiltration, die von Meachim u. Williams (1973) bei Titan beschrieben werden, waren in der Umgebung der von uns verwendeten Titanproben (LT 31 und RT 18) nicht nachzuweisen.

Bis zur 26. Woche hat sich zwischen Membran und Muskel eine Verschiebeschicht aus Fettgewebe zur funktionellen Ausgliederung des Implantates ausgebildet. Durch die REM-

Untersuchung konnte der licht- und elektronenmikroskopische Befund einer, das Implantat umgebenden Bindegewebsmembran mit aufsitzender Makrophagenschicht bestätigt werden. Eine entsprechende Untersuchung der Probekörper zeigt auf dieser Einzelzellen oder ganze Zellverbände, so daß der Verdacht auf eine präparativ bedingte Zerstörung der kontinuierlich vorhandenen Makrophagenschicht erhärtet wurde.

Bei der morphometrischen Analyse der Bindegewebsmembran nimmt bis zur 26. Woche bei allen Implantatmaterialien die Membrandicke kontinuierlich ab (PMMA wurde nicht ausgemessen). Die geringste Membrandicke konnte zu diesem Zeitpunkt bei Keramik festgestellt werden (24,4 μ), die dickste Membran fand sich bei der Versuchslegierung M (48 μ). Eine noch stärkere Membrandicke konnte nur bei kohlefaserverstärktem Kunststoff (80 μ) festgestellt werden, dabei spielt aber möglicherweise die geänderte Probenform eine Rolle.

Bei dem statistischen Vergleich der Membrandicke der verschiedenen Materialien pro Tötungszeitpunkt wurde als Bezugsgröße dei Membrandicke, die um das Bezugsmaterial RT 18 (Reintitatn) auftrat, gewählt. RT 18 wurde deswegen gewählt, da es sich hier um reines Titan handelt, dessen Fremdköperreaktion alleine durch das Element Titan bedingt ist. Eine Überlagerung wie bei anderen Metallegierungen durch Freisetzung anderer Elemente ist hier nicht gegeben. Weiterhin ist die gute Körperverträglichkeit der Titanlegierung bekannt (Laing u. Mitarb. 1967; Escalas u. Mitarb. 1976). Innerhalb der ersten 2 Wochen lassen sich bei den verschiedenen Materialien, bezogen auf RT 18, keine signifikanten Unterschiede in der Dicke der Membran nachweisen. Nach der 4. und 26. Woche ist bezogen auf RT 18 lediglich bei kohlefaserverstärktem Kunststoff (KFVK) die Membran signifikant dicker. Möglicherweise ruft dieser jedoch durch die abweichende Probenform eine geänderte Reaktion durch zusätzliche mechanische Reizung hervor. Zum Zeitpunkt der 52. Woche unterscheidet sich lediglich die Membrandicke der Versuchlegierung M (Endocast) signifikant von RT 18.

Ein Vergleich der von uns gefundenen Werte mit denen von Laing u. Mitarb. (1967) und Escalas u. Mitarb. (1976) ist nur bedingt möglich, da außer einer unterschiedlichen Auswahl der Versuchstiere, soweit den Versuchsangaben zu entnehmen ist, auch meßtechnisch anders vorgegangen wurde. Übereinstimmend mit unseren Ergebnissen wird von beiden Autoren jedoch eine schmale Membran bei Titan oder Titanlegierungen beschrieben.

Abweichend von unseren Ergebnissen finden sich bei Escalas u. Mitarb. (1967) deutliche Unterschiede in der Membrandicke zwischen der Titanlegierung und der Keramik, wobei bei Keramik wesentlich dickere Werte angegeben werden. Aussagen über die Keramikoberfläche bei Escalas u. Mitarb. (1976) sind nicht vorhanden. Von Laing u. Mitarb. (1967) jedoch wird bei Keramik eine Membrandicke beschrieben, die der von Titan oder Titandioxyd vergleichbar ist.

In Bezug auf Reintitan zeigen mit Ausnahme der stickstoffhaltigen Co-Cr-Mo-Legierung (Endocast) die anderen Metallegierungen zu keinem Zeitpunkt signifikante Unterschiede in der Membrandicke. Auffallend erscheint uns dies deswegen, da Nickel, das in der Co-Ni-Cr-Mo-Ti-Legierung enthalten ist, aus Versuchen mit Organkulturen als gewebetoxische Substanz bekannt ist (Contzen u. Mitarb. 1967; Gerber u. Mitarb. 1975, 1977). Eine evtl. gewebetoxische Wirkung auf die Makrophagen durch freigesetztes Nickel, was sich in der Granulombildung und in der Lipoideinlagerung in die Makrophagen ausdrücken könnte, führte zu jedoch keiner Aktivierung der Fibroblasten mit vermehrter Fibrogenese.

Durch weitere Versuche muß geklärt werden, ob die Unterschiede der Membrandicke z.T. durch ungleich polierte Oberflächen der Probekörper bedingt wurden, da in REM-

Untersuchungen der entnommenen Proben deutliche Unterschiede in der Oberflächenrauhigkeit zwischen der Co-Ni-Cr-Mo-Ti-Legierung und der Versuchslegierung M (Endocast) nachgewiesen werden konnten. Dabei ist anzunehmen, daß eine höhere Oberflächenrauhigkeit eine verstärkte mechanische Irritation des umgebenden Gewebes hervorruft.

Beim zeitlichen Vergleich der histologischen Befunde mit der Membrandicke gewinnt man den Eindruck, daß aus der Membrandicke auch auf die Dauer des Fremdkörperreizes geschlossen werden kann, was auch den Vorstellungen von Laing u. Mitarb. (1967) entspricht. Die Morphometrie der Bindegewebsmembran würde uns damit in die Lage versetzen, den von einem Implantat ausgehenden Fremdkörperreiz auch quantiativ zu erfassen, was bei alleiniger Beachtung der cellulären Reaktion (Turner u. Mitarb. 1973; Zweifach u. Mitarb. 1973; Escalas u. Mitarb. 1976) auf erhebliche Schwierigkeiten stößt. Im Vergleich mit dem elektronenmikroskopischen Befund wird allerdings nur der fibrogenetische Reiz bei der Membranmessung erfaßt.

Elektronenmikroskopisch lassen sich die der Bindegewebsmembran zum Implantat hin aufsitzenden Zellen als Makrophagen identifizieren (Harms u. Mäusle 1976). Es handelt sich hier um die gleiche Zellschicht, die bei Verwendung von Bioglas auch von anderen Autoren beschrieben wird (Hench u. Paschal 1973; Blencke u. Mitarb. 1975; Clark u. Mitarb. 1976). Hench u. Paschal (1973) sehen in der engen Verbindung zwischen diesen Zellen und der Glaskeramik 45 S 5 F die Möglichkeit einer chemischen Bindung zwischen lebenden und nicht lebenden Strukturen. Wir können uns dieser Auffassung nicht anschließen, da wir diese Makrophagendeckschicht bei den verschiedensten Implantatmaterialien sehen, ohne daß sich eine Verbindung zwischen Implantatmaterial und Wirtsgewebe nachweisen läßt. Ab der 4. Woche lassen sich in den Makrophagen Keramikpartikel und bei den Metallegierungen elektronendichte Niederschläge nachweisen. Auch von Clark u. Mitarb. (1976) wird eine Keramikphagocytose aus Festkörpern bei Verwendung von Biogläsern beschrieben. Die in sekundären Lysosomen gespeicherten Al_2O_3-Partikel oder die bei den Metallegierungen nachweisbaren Niederschläge führen zu keiner Schädigung der Lysosomenmembran, wie dies bei der Quarzstaubphagocytose typisch ist, (Beck u. Mitarb. 1967; Allison 1970; Bruch 1970). Von Schiller (1970) wurden die Veränderungen innerhalb von Alveolarmakrophagen bei der Aufnahme von gepudertem Aluminium (Partikelgröße $<3\,\mu$) beschrieben, die weitgehend mit unseren Befunden in Übereinstimmung stehen. Auch hier wird der Aluminiumstaub in sekundären Lysosomen gespeichert, eine Schädigung der Lysosomen oder Zellmembran wird trotz starken Staubangebotes nicht beobachtet.

Mit Ausnahme von LT 31 (Ti-Al-Va-Legierung) und bei einer Probe der Co-Ni-Cr-Mo-Ti-Legierung konnte auch nach 52 Wochen keine auffallende Veränderung innerhalb der Makrophagen nachgewiesen werden, obwohl die Abscheidung von Partikeln aus den Festkörpern bei allen Materialien zunahm. Im Gegensatz dazu zeigen sich bei LT 31 und der Co-Ni-Cr-Mo-Ti-Legierung innerhalb der Makrophagen nach 52 Wochen zusätzlich Lipoideinlagerungen in Form kleiner Tröpfchen, eine weitere Zellschädigung ist nicht zu erkennen. Durch weitere Untersuchungen muß abgeklärt werden, ob es sich hier um eine Reaktion auf die Elemente Aluminium oder Vanadium bei LT 31 bzw. Nickel bei der Co-Ni-Cr-Mo-Ti-Legierung handelt, denen eine zelltoxische Wirkung nachgesagt wird (Contzen u. Mitarb. 1967). Die bei der Co-Ni-Cr-Mo-Ti-Legierung beobachteten Granulome deuten auf jeden Fall auf einen stärkeren, vom Probekörper ausgehenden Reiz hin.

Es wurde versucht, die Biokompatibilität eines Werkstoffes durch die in der Umgebung des Werkstoffes entstehende Zellproliferation zu kennzeichnen. Die Untersuchung wurde bisher jedoch nur mit PMMA-Probekörpern durchgeführt, so daß sich eine allgemein gültige Aussage zur Zeit noch nicht formulieren läßt.

Die vorliegenden Ergebnisse bei der Verwendung von PMMA-Probekörpern zeigen jedoch eindeutig, daß bei Beachtung verschiedener Parameter (Implantationsort, Implantations- und Tötungszeit, Wahl der Fixationsmittel) reproduzierbare Ergebnisse erhalten werden können. Obwohl endgültige Schlüsse jetzt noch nicht gezogen werden können, scheint die Möglichkeit zu bestehen, die Beziehung zwischen Biokompatibilität eines Werkstoffes und Zellproliferation quantifizierbar darzustellen. Die anfänglichen Dpm-Werte (bis zum 23. Tag) sind als Ausdruck der Wundheilung nach operativen Eingriffen anzusehen, wie dies eindeutig der Kurvenverlauf nach Scheinoperation ausweist. Erst zu einem späteren Zeitpunkt kommt es zu einem Auseinanderlaufen der Kurven der implantierten Muskelteile und der nur scheinoperierten Muskelteile. Weitere Untersuchungen zur Absicherung dieser Befunde sind jedoch notwendig und werden zur Zeit durchgeführt.

Bei der i.o.-Applikation erfolgt eine sequesterartige Ausgliederung des Implantates über einen geschlossenen neugebildeten Knochenring (Collins 1953; Wagner 1963; Mathews 1972). Wie Mittelmaier u. Singer (1956), Willert u. Puls (1972), Boutin (1972), Dörre u. Mitarb. (1976) konnten auch wir nie einen direkten Kontakt zwischen dem neugebildeten Knochenring und dem Implantat nachweisen. Wir können somit Befunde, die einen direkten Kontakt zwischen Knochen und Implantat beschreiben (Henrichsen u. Mitarb. 1953; Petersen u. Mitarb. 1969; Szyszkowitz 1971; Welsh u. Mitarb. 1971; Nilles u. Lapitsky 1973; Hulbert u. Mitarb. 1974; Griss u. Mitarb. 1975) nicht bestätigen. Auch fanden wir bei Keramik keine direkte chemische Bindung des Knochenlagers über Kollagenstrukturen (Hentrich u. Mitarb. 1971) sowie das Einsprossen von Gefäßen in die Keramikkörper (Rhinelander u. Mitarb. 1971).

Wir konnten bei allen untersuchten Materialien immer eine histiocytäre Zwischenschicht zwischen Implantat und Knochen nachweisen, was auch den Befunden von Homsy (1970) entspricht. Aufgrund präparativer Schwierigkeiten gelingt es jedoch nicht immer, diesen Zellverband geschlossen zu erhalten, so daß häufig nur noch Zellreste auf dem ansonsten geschlossenen Zellverband nachgewiesen werden können. Diese Zellreste liegen häufig in den Knocheneinbuchtungen des neugebildeten Knochenringes, es handelt sich hierbei jedoch um keine Osteoblasten.

Aufgrund der vorliegenden Ergebnisse, die auch REM-Untersuchungen der Probekörper beinhalten, sind wir jedoch der Ansicht, daß zumindest ein Teil der Literaturaussagen, in denen eine direkte Verbindung Knochen—Implantat beschrieben wird, auf einen präparativen Fehler zurückzuführen sind und bei exakter Präparations- und Untersuchungstechnik nicht weiter aufrecht erhalten werden können.

4.1.3 Vergleichende Untersuchung des Kapselregenerates nach Totalendoprothesenimplantation

4.1.3.1 Tierversuch

Die lichtmikroskopische Untersuchung des Kapselregenerates von Hunden, die mit verkleinerten Keramik-Metallverbundprothesen versorgt waren, lassen entsprechend zu den Befunden am Menschen nur einen geringen Keramikabrieb nachweisen. Die Keramikpartikel, die in einer Größenordnung von $0,2-2\ \mu$ vorliegen, werden auch hier bevorzugt innerhalb von Makrophagen gespeichert. Die perivasale Anordnung der staubbeladenen Makrophagen läßt auf einen Abtransport in das RHS schließen.

Neben diesen Keramikabriebpartikeln konnte auch vereinzelt ein Metallniederschlag in den Kapselregeneraten (K 8) nachgewiesen werden. Es handelt sich hierbei um Abriebpartikel von dem Metallkonus der Femurkomponente, (N-haltige Co-Cr-Mo-Legierung), auf den, entsprechend der Humanimplantation, der Keramikkopf durch konische Klemmung befestigt wird. Bei unzureichender Ausarbeitung des Konus und einem primär nicht festen Sitz kommt es zu einem Metallabrieb, da die Härte und Druckfestigkeit der Al_2O_3-Keramik die der Co-Cr-Mo-Legierung übertrifft.

Diese Metallabriebpartikel, die lichtmikroskopisch mit den Befunden identisch sind, die wir von menschlichen Kapselregeneraten bei Verwendung der Gleitkörperpaarung Metall/Metall kennen, werden ebenfalls innerhalb von Makrophagen gespeichert. Eine granulierende Fremdkörperreaktion kann hier nicht beobachtet werden. Die Aufnahme der Abriebpartikel in die Makrophagen der Gelenkkapsel entspricht den Befunden, die auch von Winter (1974, 1977) und Wagner u. Mitarb. (1976) erhoben wurden. Lichtmikroskopisch kann eine Schädigung der Makrophagen nicht nachgewiesen werden.

Bei einem Hund (K 4) wurde ein partieller Bruch der implantierten, selbsthaftenden Keramikpfanne beobachtet. Dieser Bruch war insofern einkalkuliert, als durch eine zunehmende Reduzierung der Wandstärke die unterste Wandstärke bestimmt werden sollte, die ausreicht, um den im Tierexperiment entstehenden Kräften standzuhalten. Im Rahmen dieses durch den Pfannenbruch verursachten massiven Keramikabriebes konnten in der Gelenkkapsel qualitativ die gleichen Veränderungen wie bei dem normalerweise vorliegenden, sehr geringen Abrieb beobachtet werden.

Auch bei dem sehr starken Angebot von Keramikabriebpartikeln war eine granulierende Fremdkörperreaktion, wie sie für Polyäthylen typisch ist, oder zelltoxische Veränderungen, nicht zu finden (Harms u. Mäusle 1977). Die Abriebpartikel konnten außer in dem Kapselregenerat auch in den Organen des RHS mit Ausnahme des Knochenmarkes nachgewiesen werden. Dadurch konnte auch im Tierexperiment unter modellähnlichen Bedingungen der Beweis für eine Verschleppung von Abriebpartikeln in die Organe des RHS geführt werden, auf die bereits 1974 von Griss u. Mitarb. im Rahmen von intraarticulären Staubinjektionen hingewiesen wurde. Nach Griss u. Mitarb. (1974) werden die intraarticulär applizierten Keramikpartikel innerhalb der Leber und der Lunge in reticuloendothelialen Zellen gespeichert, eine vermehrte Fibrogenese wurde nicht beobachtet.

Auch wir konnten bei der beobachteten Verschleppung von Keramikpartikeln in die Leber keine vermehrte fibrogenetische Wirksamkeit nachweisen, in dem Beobachtungszeitraum von 8 Wochen bildeten sich jedoch Sternzellknötchen. Es handelt sich hier um einen Befund, der auch bei der i.p.-Applikation von Staub in genügend hoher Menge (1,5 g/ 200 g KöGew.) bei Ratten nachgewiesen werden kann (Harms u. Mäusle 1977). Die Reaktion dieser Abriebpartikel innerhalb der Organe des RHS ist das Ziel weiterer Untersuchungen.

4.1.3.2 Humanimplantation

Die beim Hund gefundenen Reaktionen des Kapselregenerates auf Metall- und Keramikabriebpartikel wiederholen sich beim Menschen in fast identischer Weise.

Gleitkörperpaarung Metall/Metall. Bei der Gleitkörperpaarung Metall/Metall lassen sich sehr kleine Abriebpartikel in der Größenordnung von 0,5–2 μ nachweisen, die bevorzugt in Makrophagen gespeichert sind. Daneben ist jedoch stellenweise eine metallische Imprägnierung des Kapselregenerates in Form kleiner Granula nachzuweisen, die positiv mit der Berliner Blau-Reaktion reagieren. Diese an Haemosiderinablagerungen erinnernden Metallniederschläge wurden bereits von Winter (1974) beschrieben, der die Reaktion um Abriebpartikel aus rostfreiem Stahl in 3 Gruppen einteilt. Die als Typ 3 bezeichnete „haemosiderinartige Ablagerung" wird als eine spezifische Gewebereaktion auf rostfreien Stahl interpretiert, wobei hier eine mögliche, eisenspezifische Cytotoxizität diskutiert wird.

Wie Vernon-Roberts u. Freeman (1976) konnten wir die granulaartigen Niederschläge nicht nur bei rostfreiem Stahl, sondern auch bei den von uns untersuchten Co-Cr-Mo-Legierungen finden. Von Meachim u. Williams (1973) werden diese Niederschläge auch in der Umgebung von Titan und von Vernon-Roberts u. Freeman (1976) auch in der Umgebung von Polyäthylenabrieb nachgewiesen.

In Übereinstimmung mit den letztgenannten Autoren deuten wir auch diese an Haemosiderinablagerungen erinnernden, granulaartigen Metallniederschläge nicht als eine spezifische Reaktion auf rostfreien Stahl, sondern sehen darin den Ausdruck einer Blutung als Folge des vorangegangenen Operationstraumas oder, was wahrscheinlicher ist, die Folge wiederholter, funktionell verursachter Blutungen in das Kapselregenerat i.S. von sog. Mikrotraumen.

Eine Granulombildung, wie sie von Winter (1974) in der Umgebung von Abriebpartikeln aus Co-Cr-Mo-Legierungen gesehen wurden, fanden sich in den von uns untersuchten Kapselregeneraten nicht. Auch eine verstärkte Fibrogenese, als Ausdruck einer Interferenz der staubbeladenen Makrophagen mit den Fibrocyten (Heppleston 1970) bestand an keiner Stelle des Kapselregenerates.

Gleitkörperpaarung Metall/Polyäthylen. Im Gegensatz zu der Gleitkörperpaarung Metall/Metall und Keramik/Keramik wird Polyäthylen überwiegend in Form großer Partikel abgeschieden, die Partikelgröße schwankt zwischen 0,5 und 50 μ (Mirra 1973, zit. nach Wagner u. Mitarb. 1976; Vernon-Roberts u. Freeman 1976; Harms u. Mäusle 1977). Die nicht phagocytierbaren großen Partikel führen zu einer Ansammlung von Fremdkörperriesenzellen und zur Ausbildung einer zunehmenden granulomatösen Fremdkörperreaktion (Heilmann u. Mitarb. 1974, 1975), die bei Metall und Keramik nicht beobachtet wird (Harms u. Mäusle 1977).

Polyäthylenabriebpartikel mit umgebenden Fremdkörperriesenzellen können bereits nach 3 Monaten innerhalb des Kapselregenerates nachgewiesen werden, wobei sich die granulierende Fremdkörperreaktion in Abhängigkeit von der Implantationsdauer und dem damit zunehmenden Materialabrieb verstärkt, gleichzeitig wird die bindegewebige Struktur des Kapselregenerates durch die Granulation zerstört.

PMMA-Abriebpartikel. Die bei Polyäthylen beschriebenen Befunde wiederholen sich in ähnlicher Weise auch bei PMMA-Abriebpartikeln. Innerhalb der von uns untersuchten Kapselregenerate ließen sich häufig Knochenzementfragmente nachweisen, die sich meist in Form leerer Höhlen bis zu einer Größe von 80 μ darstellen. Die optisch leeren Höhlen sind dadurch zu erklären, daß das lipoidlösliche PMMA bei der Routinepräparation meist aus dem Gewebe herausgelöst wird. Zuweilen lassen sich perlartige Hohlräume mit einem

Durchmesser von 20–80 μ nachweisen, die in gleicher Weise auch bei der Staubapplikation von PMMA gesehen werden. Es handelt sich hier um das sog. Perl-Polymerisat, das in einer Größenordnung von 20–100 μ mit einem Verteilungsmaximum von 50 μ als bereits auspolymerisiertes PMMA den Hauptanteil des Pulvers bei den heute gebräuchlichen Knochenzementen darstellt (Gross 1976). Die Identifizierung dieser perlartigen Hohlräume als Niederschläge von PMMA ist Willert u. Puls (1972) zu verdanken. Um die optisch leeren Hohlräume lagern Makrophagen und Fremdkörperriesenzellen, die einen syncytiumartigen Verband bilden. Die Auskleidung dieser Hohlräume mit Makrophagen und Fremdkörperriesenzellen ist qualitativ die gleiche Reaktion, wie sie bei der Implantation von Festkörpern i.m. und i.o. beschrieben wurde.

In der Umgebung von Knochenzementablagerungen kann es zu einer granulierenden Fremdkörperreaktion mit einer Anhäufung von Fremdkörperriesenzellen kommen, die bereits von Mittelmeier u. Singer (1977) bei Abriebpartikeln von Judet-PMMA-Prothesen und von Willert u. Puls (1972) bei Knochenzement (PMMA) beschrieben wurde.

Neben diesen perlartigen Strukturen finden sich auch Makrophagen, die mit einem feinkörnigen Niederschlag beladen sind, wobei es sich hier um Fällungs-Polymerisate in der Größenordnung von 0,5–10 μ oder um Emulsionspolymerisate in einer Größenordnung von 0,5 μ handeln dürfte, die von Vernon-Roberts u. Freeman (1976) als vorpolymerisiertes PMMA gedeutet werden. Die lichtmikroskopische Untersuchung dieser Zellen läßt keinen cytotoxischen Effekt des PMMA auf die Zellstrukturen erkennen.

Gleitkörperpaarung Keramik/Keramik. Der Keramikabrieb war in unserem Beobachtungszeitraum bis zu 18 Monaten sehr spärlich, lediglich in 2 Fällen konnte bei rezidivierender Subluxation der Prothese mit Kantenrieb der Gleitkörper ein stärkerer Abrieb nachgewiesen werden. Der Keramikabrieb wird überwiegend in Makrophagen gespeichert, wobei aufgrund der perivasalen Anordnung der partikelbeladenen Makrophagen ein Abtransport in das RHS anzunehmen ist. Eine solche Verschleppung von Keramikabriebpartikeln wurde im Tierexperiment bereits von Griss u. Mitarb. (1974) bei der Applikation von Keramikpartikeln in die Gelenkkapsel beobachtet. Wir hatten die Gelegenheit, bei einem der Patienten, die einen stärkeren Keramikabrieb hatten, einen Leberstanzzylinder histologisch zu untersuchen. Trotz des beschriebenen stärkeren Abriebes konnte eine Verschleppung in die Leber im Rahmen der von uns durchgeführten Untersuchung nicht nachgewiesen werden.

Innerhalb der Gelenkkapsel konnten wir auch bei der Humanimplantation keine granulomatösen Veränderungen feststellen, das Kapselregenerat zeigte einen geordneten Aufbau, Fremdkörperriesenzellen wurden von uns nicht beobachtet.

4.2 Die Umgebungsreaktion der Implantatwerkstoffe und ihre Bedeutung für die Biokompatibilität

Bei einer Biokompatibilitätstestung sollte in einem zeitlich und finanziell vertretbaren Zeitraum die Körperverträglichkeit eines vorgesehenen Implantatmaterials abgeklärt werden. In den folgenden Ausführungen wird die Testung zur Erfassung der Cancerogenität außer Acht gelassen, da hier die Empfehlungen von Nothdurft (1960), Oppenheimer (1961) und Ott (1970) als bekannt und anerkannt vorausgesetzt werden können und selbstverständlich bei der Auswahl eines möglichen Implantatmaterials immer zu berücksichtigen sind.

Zur Erfassung der Biokompatibilität eines Werkstoffes erscheinen uns grundsätzlich drei biologische Reaktionen von Bedeutung, die unter verschiedener Darreichungsform in verschiedenen biologischen Systemen zu testen sind (Autian 1976; Harms u. Mäusle 1977). Bei den genannten biologischen Reaktionen handelt es sich um:

1. die akute Cytotoxizität,
2. die chronische Cytotoxizität (= Histokompatibilität),
3. die Histokompatibilität unter modellähnlichen (belasteten) Bedingungen.

Das Milieu, in dem getestet wird, die Probenform und die äußeren Einflüsse, die auf das Implantatmaterial einwirken, sind Faktoren, die die biologische Reaktion beeinflussen können. Eine Testung zur Erfassung der Biokompatibilität muß somit die drei genannten biologischen Reaktionen unter dem Einfluß der genannten Faktoren erfassen. So kann der Weg zur Testung der Biokompatibilität schematisiert, wie folgt, dargestellt werden, wobei wir einer Anregung des Arbeitskreises Biomaterial der DGOT (1975/76) folgen.

Milieu	Probenform	äußere Einflüsse
a) Gewebekultur	a) Staub normiert	a) unbelastet
b) in vivo-Implantation	b) Festkörper	b) belastet
aa) im Tier	aa) Probekörper	aa) ohne Abrieb
bb) beim Mensch	bb) vorgesehene Implantationsform	bb) mit Abrieb

4.2.1 Stäube

4.2.1.1 Staubapplikation in vitro

Die Umgebungsreaktion um die bisher gebräuchlichen Implantate verläuft qualitativ gleichartig, d.h. die Ausgliederung des Implantates geschieht über eine Bindegewebsschicht, der nach unseren Untersuchungen stets eine Makrophagenschicht zum Implantat hin aufsitzt. Aus der Silikoseforschung und aus anderen in vivo-Untersuchungen an Stäuben (Cohen 1959; Griss u. Mitarb. 1974; Wagner u. Mitarb. 1976; Escalas u. Mitarb. 1976) ist bekannt, daß abgesehen von einer anfänglichen granulocytären Reaktion in Abhängigkeit von der angebotenen Partikelgröße entweder der Makrophage oder die Fremdkörperzellen sich mit dem angebotenen Staub auseinandersetzen. Dieser Befund ist auch durch die in vivo-Untersuchungen am Kapselregenerat um Kunstgelenke bestätigt worden.

Es erscheint uns deswegen sinnvoll, die akute Cytotoxizität auch in einer Kultur aus Makrophagen zu testen. Durch die licht- und elektronenmikroskopische Untersuchung können auf diese Weise Zellschädigungen nachgewiesen werden. Hierbei werden jedoch nur direkte, toxische Membranschäden erfaßt, weniger massive Schäden, die die Funktion der Zelle oder die Zellteilung beeinträchtigen, entziehen sich dieser Untersuchung. Eine weitere Absicherung unserer Befunde ist durch die Bestimmung der Milchsäureproduktion und die Bestimmung der Aktivität der sauren Phosphatase innerhalb der Makrophagenkultur, die als Parameter für den Funktionszustand der Zelle gelten, möglich und geplant. In vivo besteht ein immunologisches Zusammenspiel zwischen Lymphocyten und Makrophagen. Die Grundfunktion des Makrophagen besteht in der Phagocytose, die im Rahmen der zellgebundenen Immunität im Zusammenspiel mit den T-Lymphocyten ausgeübt wird. In dem von uns modifizierten Lymphocytentransformationstest wird die DNA-Synthese von PHA-stimulierten Lymphocyten unter dem Einfluß von Makrophagen bzw. eines Makrophagenüberstandes erfaßt. Die Makrophagen waren zuvor eine definierte Zeit mit dem zu untersuchenden Implantatmaterial kontaminiert. Diese Resultate werden dann mit der DNA-Synthese von unbehandelten Lymphocyten (Leerkontrolle) mit der DNA-Synthese von Lymphocyten, die zuvor mit unbehandelten Makrophagen kontaminiert waren, verglichen. Dadurch kann nach unserem Erachten ein evtl. in den Makrophagen freigesetzter Faktor erfaßt werden, der die celluläre Reaktivität der Lymphocyten beeinflußt.

Wir glauben, durch diesen Test eine eventuelle spezifische Störung der Funktion der Makrophagen im Rahmen der zellgebundenen Immunität erfassen zu können. Wir erhalten durch diese Testung jedoch keine Aussage über eine evtl. vorhandene, materialspezifische toxische Wirkung auf die Zellteilung des Makrophagen, d.h. das Generationsproblem der Zelle entzieht sich auch hier der Testung. Auch ein materialspezifischer, fibrogenetischer Reiz, den Heppleston (1970) untersucht, kann durch den Lymphocytentransformationstest nicht erfaßt werden.

Weiterhin müssen wir uns bei der in vitro-Testung der Biokompatibilität immer fragen, ob durch die angewandte Untersuchung alle, die Funktion der Zelle beeinflussenden Störmöglichkeiten erfaßt werden. Die gleichbleibenden Ergebnisse bei der in vitro-Testung der von uns untersuchten Materialien lassen nach unserer Meinung nicht unbedingt den Schluß zu, daß eine akute cytotoxische Wirkung nicht vorhanden ist. Es bleibt die Frage offen, ob sich durch die von uns angewandte Testung nicht entscheidende, schädigende Einflüsse der Materialien unserer Beurteilung entziehen, da sie mit unserem Testsystem nicht erfaßt werden können.

Unter der Annahme, daß — in Anlehnung an die Entstehung der Silikose und an die oben dargestellten Beobachtungen — eine materialspezifische Toxizität erst nach einer Passage durch die Makrophagen wirksam wird, glauben wir jedoch, daß die von uns benutzte in vitro-Testung eine erweiterte Aussage zur Cytotoxizität eines Implantatwerkstoffes zuläßt, als dies bei den bisher gebräuchlichen in vitro-Untersuchungen (Hulliger 1962; Hulliger u. Mitarb. 1967; Mital u. Cohen 1968; Pappas u. Cohen 1968; Autian 1976) der Fall ist: Denn neben einer morphologisch erkennbaren Membranschädigung glauben wir, auch eine evtl. Schädigung der zellgebundenen Immunität der Makrophagen erfassen zu können.

4.2.1.2 Staubimplantation in vivo

Die Staubimplantation in vivo gilt als Modell für einen evtl. vorhandenen Materialabrieb. Um diesen Test zur Erfassung der Biokompatibilität gebrauchen zu können, ist die Verwendung von Staubpartikeln, die der zu erwartenden Größe der Abriebpartikel entsprechen, eine Grundvoraussetzung. Griss u. Mitarb. (1974), Wagner u. Mitarb. (1976), Willert u. Semlitsch (1976), Willert u. Mitarb. (1977) bevorzugen zur Erfassung der Biokompatibilität die Implantation von Staubpartikeln intraarticulär. Sie können dort qualitativ die gleiche, größenabhängige Reaktion wie wir feststellen. Die bei der intraarticulären Staubapplikation vorhandene, erhebliche entzündliche Reaktion der Gelenkkapsel (Wagner u. Mitarb. 1976) überlagert die durch das Implantatmaterial hervorgerufenen cellulären Reaktionen und erschwert somit deren Interpretation. Bei der i.m.-Applikation ist die entzündliche Reaktion durch das Fehlen der mechanischen Irritation wesentlich geringer, so daß wir die technisch einfachere i.m.- und i.p.-Applikation bevorzugen.

Eine Verschleppung in regionale Lymphknoten, wie sie bei der in vivo-Implantation von Prothesen von Winter (1974, 1977) und Vernon-Roberts u. Freeman (1976) beschrieben wird, geschieht bei der i.m.-Applikation in gleicher Weise wie bei der intraarticulären Applikation. Außerdem läßt sich eine solche Fernwirkung sicherer und unter reproduzierbaren Versuchsbedingungen im i.p.-Test erfassen.

Die i.p.-Testung dient neben der Erfassung der lokalen Reaktion auch zur Bestimmung von Fernwirkungen, die durch eine evtl. Verschleppung von Abriebpartikeln in innere Organe auftreten können. Daß eine solche Verschleppung möglich ist, beweisen die Arbeiten von Ferguson u. Mitarb. (1960, 1962), Griss u. Mitarb. (1974), Harms u. Mäusle (1976) und Mäusle u. Harms (1978). Die Bestätigung oder der Ausschluß einer evtl. Schädigung der Organe des RHS durch verschleppte Abriebpartikel erscheint uns sehr wichtig, da Harms u. Mäusle (1976, 1977) und Mäusle u. Harms (1978) eine gesteigerte Mesenchymreaktion in der Leber durch verschlepptes Abriebmaterial nachweisen konnten. Außerdem kann nur dadurch die endgültige Ablagerung evtl. verschleppter Abriebpartikel festgestellt werden, was bis heute noch ein ungelöstes Problem darstellt. Obwohl die Aufnahme von Abriebpartikeln in Makrophagen und deren Transport in die regionalen Lymphknoten als gesichert angesehen werden darf, wurde das weitere Schicksal dieser materialbeladenen Makrophagen und deren endgültiger Ablagerungsort bis heute weder untersucht noch diskutiert.

4.2.2 Festkörperapplikation

4.2.2.1 Intramusculäre Implantation

Durch die Implantation genau definierter Probekörper (ASTM-Standard F 361-372, 1973) kann die direkte Umgebungsreaktion um diese Probekörper vergleichbar erfaßt werden. Die Probekörper sollen möglichst an unbelasteten Stellen implantiert werden, um eine Überlagerung durch biomechanische Einflüsse weitgehend zu vermeiden. Eine völlige Ausschaltung physikalischer Einflüsse ist jedoch auch bei der in vivo-Implantation nicht möglich.

Diese Untersuchung nimmt somit eine zentrale Stellung in der Erfassung der Biokompatibilität eines Implantatwerkstoffes ein, da der Erfolg einer Prothesenimplantation ganz entscheidend von der Reaktion des Implantatlagers auf den Fremdkörperreiz des Implantates abhängt.

Sicherlich spielt bei den beobachteten Prothesenlockerungen die Reaktion des Gewebes auf die Abriebpartikel neben biomechanischen Ursachen eine entscheidende Rolle (Mittelmeier u. Singer 1957; Willert u. Puls 1972; Vernon-Roberts u. Freeman 1976). Die primäre Anpassung des Gewebes und die dadurch bedingte primäre Stabilität des Implantates werden durch den Abrieb jedoch zunächst nicht beeinflußt.

Ein Versuch zur Standardisierung dieser Testung wurde durch den ASTM-Standard F 361-372 (1973) unternommen, in dem Probenform und -größe sowie der Implantationsort, die Implantationsdauer und die Auswahl der Versuchstiere angegeben werden. Die Erfassung der cellulären Reaktion ist jedoch alleine deskriptiv und unterliegt somit auch erheblichen individuellen Schwankungsmöglichkeiten, eine Reproduzierbarkeit der Ergebnisse erscheint schwierig.

Turner u. Mitarb. (1973), Zweifach u. Mitarb. (1973) und Escalas u. Mitarb. (1976) versuchen durch eine Klassifizierung der cellulären Reaktion in Gruppen die Aussage der rein deskriptiven Beurteilung zu erweitern. Es handelt sich hierbei jedoch allenfalls um semi-quantitative Methoden, die ebenfalls erheblichen, subjektiven Schwankungen unterworfen sind.

In Übereinstimmung mit anderen Autoren konnten wir immer um die von uns verwandten Festkörperimplantate eine Bindegewebsmembran beobachten, der zum Implantat hin ein geschlossener Histiocytenverband aufsitzt. Es liegt somit nahe, die Dicke der Membran, die zeitabhängige Veränderungen bezüglich der Dicke und der cellulären Reaktion aufweist, zur Charakterisierung der Fremdkörperwirkung eines Implantatwerkstoffes heranzuziehen. Dies wurde bereits von Laing u. Mitarb. (1967) versucht, die die Membrandicke und damit auch die Fremdkörperwirkung in 4 Gruppen aufteilen. Wir halten die morphometrische Analyse dieser Bindegewebsmembran für eine gute und brauchbare Methode zur Erfassung der Biokompatibilität, da ein Vergleich der morphometrisch ermittelten Membrandicke in unseren Untersuchungen in Einklang mit den morphologischen Befunden stand, d.h. eine Beruhigung der cellulären Reaktion war mit einer Reduzierung der Membrandicke verbunden. Im Gegensatz zu den morphologischen Befunden stellt die Messung der Membrandicke jedoch eine statistisch überprüfbare Methode dar.

Neben der Morphometrie der Membrandicke scheint auch die Untersuchung der Zellproliferation durch die Gabe von ^{3}H-Thymidin die Möglichkeit zu eröffnen, eine quantitative Beziehung zwischen Zellproliferation und Biokompatibilität eines Werkstoffes herzustellen. Diese Untersuchungen wurden bisher jedoch nur für PMMA durchgeführt, so daß eine generelle Aussage zur Verwendung dieser Methode bisher noch nicht möglich ist.

Neben dieser quantitativ faßbaren Dickenmessung ist jedoch auch die elektronenmikroskopische Einzelzellbeobachtung unbedingt erforderlich. Zur Erfassung von materialbedingten Zellschädigungen genügt hier ein früher und später Zeitpunkt, wobei wir aufgrund unserer Erfahrungen die 4. und 52. Woche als Untersuchungszeitpunkt vorschlagen. Dies begründet sich auf die von uns erhobenen Befunde, daß wir z.B. bei Keramik nach 4 Wochen Kristalleinschlüsse in sekundären Lysosomen innerhalb der Makrophagen nachweisen konnten, ohne daß nach 52 Wochen, trotz Zunahme der abgeschiedenen Partikel, Veränderungen an der Zelle bestanden. Andererseits ließen sich nach 52 Wochen bei LT 31 (Ti-Al-Va-Legierung) und bei der Co-Ni-Cr-Mo-Ti-Legierung Lipoidablagerungen in den Makrophagen erkennen, zusätzlich bestand bei einer Probe der Co-Ni-Cr-Mo-Ti-Legierung eine histiocytäre Granulombildung. Diese Veränderungen waren zu einem früheren Zeitpunkt (2 Wochen) noch nicht nachweisbar.

4.2.2.2 i.o.-Implantation

Im ASTM-Standard F 361-372 (1973) wird die laterale Corticalis des Kaninchenfemurs als Implantationsort vorgeschlagen. Wir haben versucht, die intraossäre Testung wie die i.m.-Testung auch an der Ratte durchzuführen, um vergleichbare Ergebnisse in der cellulären Reaktion zu erzielen.

Um den Festkörper möglichst unbelastet zu implantieren, wurde von uns die Femurrolle der Ratte als Implantationsort gewählt, da durch die Verhaftung des Probekörpers in der medialen und lateralen Corticalis der Femurrolle eine von Anfang an relativ stabile

Verankerung vorliegt. Eine Traumatisierung der hier vorhandenen Epiphysenfuge kann operationstechnisch jedoch nicht immer vermieden werden, so daß die dadurch verursachten Veränderungen die Beurteilung der alleine durch das Implantat verursachten Umgebungsreaktion erschweren. Aus diesen Gründen ist zu diskutieren, ob die intraossäre Applikation nur an größeren Tieren durchzuführen ist, wobei uns wegen der Anfälligkeit des Kaninchens im Langzeitversuch der Hund dazu geeigneter erscheint. Wegen der Ähnlichkeit der biologischen Reaktion kommt außerdem das Zwergschwein in Frage.

Neben der Auswahl des Versuchstieres und des Implantationsortes stellt jedoch auch die Präparation des Knochens zur licht- und elektronenmikroskopischen Untersuchung ein weiteres Problem dar. Die Entkalkung wurde in unseren Versuchen mit EDTA vorgenommen, wodurch eine Zerstörung der cellulären Struktur vermieden werden kann, was für die Einzelzellbeobachtung von Wichtigkeit ist (Baird u. Mitarb. 1967). Auch die Entnahme des Probekörpers muß mit Vorsicht erfolgen, da bei unsachgemäßer Präparation die dem Probekörper anhaftende Zellschicht häufig mit herausgerissen wird und die Interpretation der Ergebnisse verfälschen kann. Dadurch kann der Eindruck einer direkten Verbindung zwischen Knochen und Implantat hervorgerufen werden. Da nach unserer Erfahrung das Mitherausreißen der Zellmembran bei der Entnahme des Probekörpers nicht immer zu vermeiden ist, halten wir die zusätzliche REM-Untersuchung der Implantatoberfläche für erforderlich, an denen sich entweder geschlossene Zellverbände oder Reste von Einzelzellen nachweisen lassen.

Bei der i.o.-Applikation erhalten wir qualitativ die gleichen Reaktionen wie bei der i.m.-Applikation: Es kommt auch hier zu einer funktionellen „Sequestrierung" des Implantates, statt bei der i.m.-Applikation typischen Bindegewebsmembran findet sich hier eine schalenförmige Knochenhülse. Dieser sitzen zum Implantat hin immer Histiocyten oder Fremdkörperriesenzellen auf, zu früheren Untersuchungszeitpunkten kann zwischen dieser Zellschicht und der Knochenhülse zusätzlich eine Bindegewebsmembran ausgebreitet sein.

Weiterhin versetzt uns die i.o.-Applikation durch die licht- und elektronenmikroskopische Untersuchung in die Lage, frühzeitig materialspezifische Schäden an der Einzelzelle erkennen zu können. Der vom Implantat ausgehende fibrogenetische Reiz kann durch das Ausmaß des Heranwachsens des Knochens an das Implantat und damit durch die Dickenbestimmung der Bindegewebsmembran erfaßt werden.

4.2.3 Tiergerecht verkleinerte Prothesen

In der vorliegenden Versuchsreihe wurde auf die intraossäre Implantation von Festkörpern am Hund verzichtet, stattdessen wurden tiergerecht verkleinerte Prothesen implantiert. Neben der Reaktion des Implantatlagers konnte so auch die Histokompatibilität der Abriebpartikel untersucht werden. Die Reaktion im Kapselregenerat durch Abriebpartikel aus Metall und Keramik verursachen annähernd die gleichen Veränderungen, wie sie von menschlichen Kapselregeneraten her bekannt sind.

Am Implantatlager selbst ließen sich keine cellulären Reaktionen nachweisen, die sich von den Reaktionen unterscheiden, wie wir sie von der Festkörperimplantation intramuskulär und intraossär bei Ratten kennen. Die stärkere Ausprägung der Bindegewebsmembran im Bereich des Implantatlagers ist durch die vermehrte biomechanische Beanspruchung zu erklären. Daraus läßt sich schließen, daß die Implantation tiergerecht verkleinerter Prothesen im Tierexperiment bezüglich der Biokompatibilität eines Implantatwerkstoffes keine zusätzliche Aussage erbringen. Das Ausmaß der bindegewebigen Abkapselung kann in diesem Fall nicht als der alleinige Ausdruck der fibrogenetischen Wirksamkeit des Implantatmaterials angesehen werden, da sich zusätzlich zu dem materialspezifischen Reiz auch der funktionelle Reiz auswirkt.

Dagegen kann nur durch diese Versuche, die durch die Abriebpartikel verursachte Reaktion unter ähnlichen Bedingungen, wie sie bei der Humanimplantation zu erwarten sind, erfaßt werden. Unter Berücksichtigung dieser Ergebnisse ist dann eine Interpretation und eine Einordnung der Ergebnisse aus den vorausgegangenen Staubimplantationen möglich. Die Erfassung des Abriebverhaltens alleine unter modellähnlichen Bedingungen, d.h. durch die Implantation verkleinerter Prothesen wäre ein zu arbeits- und kostenintensives Unterfangen, das zusätzlich durch biomechanische Faktoren beeinflußt wird. Statistisch relevante Aussagen lassen sich nur durch eine große Anzahl von Versuchen erfassen. Dies ist jedoch anhand der Staubimplantation in vivo möglich, bei der sich die Anzahl der Tiere, die angebotene Staubmenge und die Expositionszeit beliebig variieren lassen. Die Deutung dieser Ergebnisse ist dann unter Berücksichtigung der oben angeführten Versuche möglich.

4.3 Vorschlag zur Testung der Biokompatibilität von Implantatwerkstoffen

Die Voraussetzung für die Anwendung der vorzuschlagenden Biokompatibilitätstestung ist eine vorausgehende, umfangreiche physikalische und chemische Testung des vorgesehenen Implantatwerkstoffes. Auch die Größe evtl. zu erwartender Abriebpartikel muß im Simulator bestimmt werden.

Wenn die chemisch-physikalischen Kenndaten den Werkstoff als Implantat geeignet erscheinen lassen, so kann als Testung zur Biokompatibilität folgender Weg vorgeschlagen werden:

4.3.1 Staubapplikation

4.3.1.1 in vitro

a) morphologische Beurteilung,
b) Lymphocytentransformationstest,
c) Organkultur.

4.3.1.2 in vivo

a) i.m.-Applikation,
b) i.p.-Applikation.

Voraussetzung für die Übertragbarkeit der Ergebnisse aus den Staubversuchen ist, daß die zu testenden Stäube dem erwarteten Abrieb in Größe und Oberflächenbeschaffenheit ähnlich sind.

Durch die Staubtestung können die akute Cytotoxizität und evtl. Störung der zellgebundenen Immunität an Makrophagen erfaßt werden. Außerdem ist hierdurch eine Abklärung des Schicksales der Abriebpartikel im RHS möglich.

4.3.2 Festkörperimplantation

4.3.2.1 i.m.-Applikation

a) Morphometrie der Bindegewebsmembran,
b) lichtmikroskopische Beurteilung,
c) transmissions-elektronenmikroskopische Beurteilung,
d) rasterelektronenmikroskopische Beurteilung,
e) Zellproliferation.

4.3.2.2 i.o.-Applikation

a) Lichtmikroskopische Beurteilung,
b) elektronenmikroskopische Beurteilung,
c) rasterelektronenmikroskopische Beurteilung.

Wie bei der Staubapplikation ist zu fordern, daß die Festkörper ebenfalls in ihrer Oberflächenbeschaffenheit dem späteren Implantat entsprechen. Die Festkörperimplantation dient der Erfassung der direkten Zellschädigung, der Dauer und des Ausmaßes der entzündlichen Abwehrreaktion einschließlich des fibrogenetischen Reizes. Die Messung der DNA-Synthese läßt mit Wahrscheinlichkeit einen qualifizierten Vergleich zwischen Histokompatibilität und Zellproliferation zu, so daß damit auch eine Aussage zu dem Generationsproblem der Zelle gemacht werden kann.

Das Generationsproblem der Zelle kann durch das Proliferationsverhalten der an der Implantatabgrenzung beteiligten Zellen erfaßt werden. Dies gelingt durch die Bestimmung der DNA-synthetisierenden Zellen pro Milligramm Gewebeprobe im Flüssigkeitsszintillationszähler nach Verabreichung von H_3-Thymidin (Pappritz u. Harms 1979).

Die bisher vorliegenden Ergebnisse lassen den Schluß zu, daß zwischen der Zellproliferation, gemessen durch die Tritiumwerte im Flüssigkeitsszintillationszähler und der Histokompatibilität eine quantitativ faßbare Korrelation besteht.

Zur Erfassung der Reaktion durch Abriebpartikel unter Belastung kann zusätzlich die Implantation verkleinerter Prothesen im Tierversuch mit Untersuchung des Kapselregenerates vorgenommen werden.

Aufgrund unserer Untersuchungen schlagen wir vor, als Vergleichsmaterialien Al_2O_3-Keramik und RT 18 zu benutzen, die sich durch eine sehr gute Körperverträglichkeit auszeichnen.

Wir glauben, mit dieser Methode mit ausreichender Sicherheit die Verträglichkeit eines Implantatwerkstoffes voraussagen zu können. Die vorgeschlagene Testung gründet sich auf die Beobachtung, daß die Umgebungsreaktion bei den bisher verwandten und von uns untersuchten Implantatmaterialien qualitativ immer gleichartig abläuft. Als mit dem Implantat reagierende Zelle tritt immer der Makrophage in Erscheinung, dem deswegen auch eine zentrale Bedeutung bei der Beurteilung der Biokompatibilität eines Implantatwerkstoffes zukommt. Das Verhalten des Makrophagen kann durch die elektronenmikroskopische Einzelzellbeobachtung sicher erfaßt werden.

Durch diese Testung werden die verantwortlichen, biologischen Reaktionen in aufsteigender Reihenfolge modellähnlich simuliert und vergleichbar erfaßt. Durch diese Versuchsreihe kann somit das Risiko für den Menschen beim Übergang zur Humanimplantation klein gehalten werden, wenn auch diese experimentellen Ergebnisse immer ihrer Bestätigung durch die Humanimplantation bedürfen.

In Bezug auf die von uns getesteten Materialien wird die vom Implantat ausgehende Fremdkörperwirkung durch die Zwischenschaltung der Histiocyten nicht an die Umgebung weitergegeben. Somit kann für die untersuchten Materialien eine ausreichende Biokompatibilität angenommen werden.

5 Zusammenfassung

Die Umgebungsreaktion von Implantatwerkstoffen wurde an 724 Ratten und 26 Hunden untersucht, wobei folgende Materialien zur Verfügung standen:

Metallische Legierungen

1. Reintitan (RT 18) (Fa. Krupp).
2. Titanlegierung (LT 31), Ti-Al-Va-Legierung (Fa. Krupp).
3. Versuchslegierung M (Endocast), (N-haltige Co-Cr-Mo-Legierung der Fa. Krupp).
4. Co-Ni-Cr-Mo-Ti-Legierung (Fa. Sulzer).
5. V_4A-Stahl (Fe-Cr-Ni-Mo-Legierung der Fa. Krupp).

Andere Implantatmaterialien

Al_2O_3-Keramik (Feldmühle AG, Plochingen).

Polymethylmethacrylat (Palacos der Fa. Kulzer).

Kohlefaserverstärkter Kunststoff (Fa. Bosch, Stuttgart).

Diese Materialien wurden als Staub und als Festkörper appliziert, wobei die Staubpartikel auch in Makrophagenkulturen in vitro untersucht wurden. Bei Al_2O_3-Keramik und der N-haltigen Co-Cr-Mo-Legierung konnte auch das Abriebverhalten im Tierversuch unter modellähnlichen Bedingungen studiert werden. Die Untersuchung erfolgte licht- und elektronenmikroskopisch sowie morphometrisch, in der Zellkultur wurde außerdem die DNA-Synthese im Lymphocytentransformationstest zur Erfassung der Cytotoxizität gemessen. Die Ergebnisse aus den Tierversuchen werden mit Veränderungen an menschlichen Kapselregeneraten verglichen, die sich um implantierte Totalendoprothesen gebildet haben, wobei hier folgende Materialpaarungen vorlagen:

1. Metall – Metall 2. Metall – Polyäthlylen 3. Keramik – Keramik

Die Staubapplikation in vitro ergibt bei den untersuchten Materialien keine morphologische Schädigung. Die celluläre Reaktion verläuft einheitlich. Dabei werden die Partikel von den Makrophagen aufgenommen und führen in dem Beobachtungszeitraum von 2–24 Std zu keinen erkennbaren Zellschädigungen.

Eine materialspezifische Toxizität ließ sich auch im modifizierten Lymphocytentransformationstest nicht nachweisen, der die Möglichkeit bietet, eine evtl. vorhandene Störung der zellgebundenen Immunität quantitativ zu erfassen.

Bei der Staubapplikation i.m. und i.p. in vivo findet sich bei allen Materialien eine einheitliche celluläre Antwort, die von der Größe der angebotenen Partikel beeinflußt wird: Der anfänglich im Vordergrund stehenden granulocytären Reaktion folgt ab der 2. Woche eine überwiegende histiocytäre Reaktion, die bis zur 26. Woche (Ende unserer Beobachtungszeit) erhalten bleibt. Bei der i.m.-Applikation läßt sich in Abhängigkeit von der angebotenen Korngrößenfraktion ein Transport in die regionalen Lymphknoten nachweisen.

Bei der i.p.-Applikation kann eine Speicherung der Implantatmaterialien in Milz und Leber beobachtet werden, das Knochenmark war immer frei von Partikeln. Beim Angebot von großen Mengen Keramikstaub (1,5 g/200 g KöGew.) konnte die Bildung von Sternzellknötchen in der Leber beobachtet werden. Bei keinem Material konnte eine vermehrte fibrogenetische Reaktion auf die Staubimplantation i.m. und i.p. nachgewiesen werden.

Die i.m.-Applikation von Festkörpern führt immer zur Bildung einer Bindegewebsmembran, der zum Implantat hin Histiocyten aufsitzen. Bei den metallischen Implantatkörpern – V_4A-Stahl, Versuchslegierung Krupp (Endocast) und Reintitan – sowie bei der Al_2O_3-Keramik und PMMA zeigen diese Histiocyten trotz der Aufnahme von Partikeln im elektronenmikroskopischen Bild bis zur 52. Woche keine zelltoxischen Veränderungen. Die Partikel werden in sekundären Lysosomen gespeichert, eine Membranzerstörung der sekundären Lysosomen oder anderer Zellorganellen wird nicht beobachtet. Bei LT 31 und bei der Co-Ni-Cr-Mo-Ti-Legierung kann eine zunehmende Lipoideinlagerung in die Histiocyten nachgewiesen werden, bei der Co-Ni-Cr-Mo-Ti-Legierung wurde zusätzlich die Bildung histiocytärer Granulome beobachtet.

Die zeitabhängigen, morphologisch faßbaren Veränderungen – Abnahme des Zellreichtums und Rückgang des anfänglich mehrschichtigen Histiocytenverbandes – geht mit einer Abnahme der Membrandicke einher. Aufgrund dieser Übereinstimmung wurde die Dickenmessung der Bindegewebsmembran als quantitative Methode zur Klassifizierung der Fremdkörperreaktion des Implantatmaterials benutzt. Die Ergebnisse dieser morphometrischen Analyse der Bindegewebsmembran werden durch statistische Signifikanzberechnungen abgesichert. Bei allen Materialien zeigte sich bis zur 26. Woche eine kontinuierliche Abnahme der Membrandicke, was dafür spricht, daß die vom Implantat ausgehende Fremdkörperwirkung durch die Zwischenschaltung der Histiocyten nicht an die Umgebung weitergegeben wird. Bei der i.m.-Applikation erfolgt die funktionelle Ausgliederung des Implantates über eine zwischen Membran und Muskel sich ausbildende Fettgewebsverschiebeschicht.

Weiterhin wurde versucht, durch die Bestimmung der DNA-Synthese nach der Verabreichung von radioaktiv markiertem Thymidin eine Korrelation zwischen Biokompatibilität eines Werkstoffes und Zellproliferation herzustellen. Dies erscheint deswegen wichtig, da nur so das Generationsproblem der Zelle unter Einwirkung von Implantatmaterialien erfaßt werden kann.

Auch bei der i.o.-Applikation läßt sich zum Implantat hin immer eine Histiocytenschicht nachweisen; statt der Bindegewebsmembran findet sich hier jedoch ein neugebildeter Knochenring um den Festkörper. Präparatorische Probleme machen den Nachweis eines geschlossenen Histiocytenverbandes zwischen Knochenring und Implantat schwieriger als dies bei der i.m.-Applikation der Fall ist. Es wird deswegen eine Absicherung der Befunde durch REM-Untersuchungen der Implantatkörper angestrebt.

Die Abriebpartikel von Al_2O_3-Keramik und N-haltiger Co-Cr-Mo-Gußlegierung führen in dem Kapselregenerat von Hunden bei Implantation verkleinerter Prothesen zu Reaktionen, die denen im menschlichen Kapselregenerat beobachteten Veränderungen vergleichbar sind. Durch einen experimentell erzeugten Pfannenbruch mit daraus resultierendem hohen Anfall von Keramikabriebpartikeln ließ sich im Tierexperiment eine Verschleppung dieser Partikel in die Organe des RHS entsprechend der i.p.-Applikation von Stäuben nachweisen. Auch in diesem Fall konnte bei dem sehr hohen Angebot von Keramikabrieb die Bildung von Sternzellknötchen in der Leber beobachtet werden. Eine Granulombildung oder eine vermehrte Faserbildung bestand nicht.

Die menschlichen Kapselregenerate zeigen bei der Gleitkörperpaarung Metall/Metall und Keramik/Keramik einen sehr feinkörnigen Abrieb, wobei der Keramikabrieb wesentlich spärlicher als der Metallabrieb in unserem Beobachtungszeitraum vorhanden ist.

Der Abrieb wird bevorzugt in Makrophagen gespeichert, die eine perivasale Anordnung in den äußeren Kapselanteilen aufweisen. Eine Granulombildung oder zelltoxische Schädigung konnten bei der lichtmikroskopischen Untersuchung nicht nachgewiesen werden.

Dagegen liegen beim Polyäthylen und PMMA-Abrieb wesentlich größere Abriebpartikel vor, die die Bildung von Fremdkörperriesenzellen veranlassen. Mit zunehmender Implantationsdauer und dem damit verbundenen vermehrten Abrieb durchsetzt eine granulierende Fremdkörperreaktion die gesamten Kapselanteile, die bindegewebigen Strukturen des Regenerates werden durch die Granulationen verdrängt.

Die gute Körperverträglichkeit der von uns untersuchten Materialien Al_2O_3-Keramik (Biolox® der Feldmühle AG, Plochingen) und der N-haltigen Co-Cr-Mo-Legierung (Endocast® der Fa. Krupp) bestätigte sich auch unter funktioneller Belastung im Tierversuch mit verkleinerten Prothesen und auch beim Menschen an Kapselregeneraten.

Nach unseren Ergebnissen schlagen wir zur Testung der Biokompatibilität die Staubapplikation in vitro und in vivo sowie die Festkörperimplantation i.m. und i.o. vor. Durch die Staubapplikation läßt sich die akute Cytotoxizität und eine evtl. Störung der zellgebundenen Immunität an den Makrophagen sowie das Schicksal der Abriebpartikel im reticulo-histiocytären System (RHS) erfassen. Die Festkörperimplantation bietet uns die Möglichkeit, eine direkte Zellschädigung, Dauer und Ausmaß der entzündlichen Abwehrreaktion einschließlich des fibrogenetischen Reizes zu untersuchen. Als Referenzpräparate schlagen wir Reintitan (RT 18) und Al_2O_3-Keramik vor.

Die von uns angewandte Untersuchungsmethode ermöglicht es, die für die Biokompatibilität eines Implantatwerkstoffes verantwortliche Zell- und Gewebereaktion in vitro und im Tierversuch modellähnlich und vergleichbar zu erfassen. Dadurch kann das Risiko für den Menschen bei dem Übergang zur Humanimplantation klein gehalten werden.

6 Literatur

Allison AC (1970) Effects of silica and asbestos on cells in culture. In: Walton WH (ed) Inhaled particles, vol I. Ed Unwin, Surrey England, pp 437–440

Allison AC, Harington JS, Birrbeck M (1966) An examination of the cytotoxic effects of silica on macrophages. J Exp Med 124:141–154

Amstutz HC, Lurie L, Bullough P (1972) Skeletal fixation with self-curing polymethylmethacrylate. Clin Orthop 84:163–178

Andrian-Werburg H van, Griss P, Krempien B, Heimke C (1973) Klinische Problematik und experimentelle morphologische Befunde bei der Verwendung keramischer Werkstoffe in der Orthopädie und Unfallchirurgie. Z Orthop 111:577–579

ASTM-Standard (1973) Experimental testing for biological compatibility of metals for surgical implants. ASTM-designation F 361-372 in: ASTM-Standards for surgical implants authorised reprint from Annual book of ASTM-Standards copyright: American Society for Testing Materials, 1916 Race Street, Philadelphia, PA 19103, July 1973

Autian J (1976) Biological evaluation of new polymeric materials to be used in surgery and medicine. Plast Med Surg 27:1–12

Autian J, Dillingham E (1973) Toxicogenic potentials of biomaterials and methods for evaluating toxicity. Med Instrum 7/ 2:125–130

Baird JL, Windborne WB, Bockmann DE (1967) Technique of decalcification suited to electron microscopy of tissues, closely associated with bone. Anat Rec 159:218–225

Beck EG (1965) Die Zellkultur als Indikator für Staubschädigungen. Zentralbl Bakteriol [Orig] 198:92–107

Beck EG (1970) Die Reaktion in vitro gezüchteter Zellen auf partikelförmige Luftverunreinigungen und hochpolymere Stoffe. Forschungsberichte des Landes Nordrhein-Westfalen Köln Opladen, Westdeutscher Verlag (1970)

Beck EG, Bruch J, Friederichs KH, Hilscher W, Pott F (1970) Fibrous silicates in animal experiments and cell-culture. In: Walton WH (ed) Inhaled particles, vol I. Unwin, Surrey England, pp 477–486

Beck EG, Bruch J, Sack J (1967) Beobachtungen über die Morphologie der Staubphagocytose in vitro. In: Untersuchungen auf dem Gebiet der Staub- und Silikosebekämpfung im Steinkohlebergbau, Bd 6. Detmold, Bösmann, S 131–140

Beckham CA, Greenlee TK, Crebo AR (1971) Bone formation at a ceramic implant interface. Calcif Tissue Res 8:165–171

Bhaskar SN, Brady JM, Getter L, Grower MF, Driskell T (1971) Biodegradable ceramic implants in bone. Electron and light microscopic analysis. Oral Surg 32:336–346

Blaine G (1946) Experimental observations on the use of absorbable and non absorbable plastics in bone surgery. Br J Surg 33:245–250

Blencke BA (1974) Reaktionen des Knochengewebes auf nicht metallische Implantate und spezielle Untersuchungen über die Eignung von Glaskeramiken als Knochenersatz. Habilitationsschrift, Universität Marburg

Blencke BA, Allersee P, Brömer H, Pfeil E (1975) Untersuchungen über die Reaktion von Weichgeweben auf glaskeramische Implantate. Arch Orthop Unfallchir 82:135–146

Blencke BA, Brömer H, Pfeil E, Käs HH (1973) Implantate aus Glaskeramik in der Knochenchirurgie (tierexperimentelle Untersuchung). Langenbecks Arch Chir [Suppl Chir Forum]:116–119

Blencke BA, Pfeil E, Brömer H (1974) Rasterelektronenmikroskopische Untersuchungen der Reaktion des Knochens auf glaskeramische Implantate. Z Orthop 112:978–980

Boutin P (1972) Arthroplastic totale de la hanche par prothèse en alumine fritée. Rev Chir Orthop 58:229–246

Boutin P (1974) Les Prothèses totales de la hanche en alumine. L'ancrage direct sans ciment dans 50 cas. Rev Chir Orthop 60:233–245

Bruch J (1970) Elektronenmikroskop. Beobachtungen zur Quarzstaubphagocytose. In: Walton WH (ed) Inhaled particles, vol I. Unwin, Surrey England, pp 447—451

Cameron HU, Fornasier VL (1976) The bone-metal interface following hip nailing. J Biomed Mater Res 10:769—776

Cestero HJ, Salyer KE (1975) Bone growth into porous carbon, polyethylene and polypropylene protheses. J Biomed Mater Res Symp 6:1—7

Charnley J (1970) The reaction of bone to self-curing acrylic cement. A long term histological study in man. J Bone Joint Surg [Br] 52:340—353

Charnley J (1970) Acrylic cement in orthopedic surgery. Williams & Wilkins, Baltimore Maryland

Charnley J, Follacci FM, Hammond BT (1968) The long-term reaction of bone to self-curing cement. J Bone Joint Surg [Br] 50:822—829

Charosky CB, Bullongh PG, Wilson PD (1973) Total hip replacement failures. J Bone Joint Surg [Am] 55:49—58

Clark AE, Hench LL, Paschal HA (1976) The influence of surface chemistry on implant interface histology: a theoretical basis for implant materials selection. J Biomed Mater Res 10:161—174

Cohen J (1959) Assay of foreign body reaction. J Bone Joint Surg [Am] 41:152—155

Collins DH (1953) Structural changes around nails and screws in human bones. J Pathol Bacteriol 65:109—121

Contzen H, Straumann F, Paschke E (1967) Grundlagen der Alloplastik mit Metallen und Kunststoffen. Thieme, Stuttgart

Cotta H, Schulitz KP (1973) Der totale Hüftgelenksersatz. Thieme, Stuttgart

Curtis ASG (1964) The mechanism of adhesion of cells to glass. A study by interference reflection microscopy. J Cell Biol 20:199—215

Cutright DE, Bhaskar SN, Brady JM, Getter L, Polsey WR (1972) Reaction of bone to tricalcium phosphate ceramic pellets. Oral Surg 33:850—856

Daniel H, Martin JC, Bouffant L le (1970) Action de composés de l'aluminium sur la formation et l'évolution de lésions silicotiques expérimentales. In: Walton WH (ed) Inhaled particles, vol I. Unwin, Surrey England, pp 415—421

Denny JJ, Robson WD, Irwin DA (1937) The prevention of silicosis by metallic aluminium. Can Med Assoc J 37:1—5

DGOT Arbeitskreis Biomaterial (1976) Vorschlag für eine stoffliche und biologische Prüfung von Implantatwerkstoffen und Implantaten für die orthopädische Chirurgie, unveröffentlicht

Dörre E, Dawihl W, Altmeyer G (1977) Dauerfestigkeit keramischer Hüftendoprothesen. Biomed Tech Berlin 22:3—7

Dörre E, Geduldig D, Happel M, Lade R, Prüssner P, Willert HG, Zichner L (1976) Animal studies on bone ingrowth kinetics of ceramic material under dynamic stress. J Biomed Mater Res 10:493—502

Draenert K (1977) Histomorphology of the boundary surfaces of bone and acrylic cement. In: Johan O, Becker RP (eds) Scanning electron microscopy, vol II. Chicago, IITRI, p 229

Dürr W (1970) Experimentelle Untersuchungen zur Beeinflussung des Knochenbaus durch Methylmethacrylat (Palacos). Langenbecks Arch Chir 327:854—855

Einbrodt HJ (1965) Quantitative und qualitative Untersuchungen über die Staubretention in der menschlichen Lunge. Beitr Silikoseforsch 87:1—105

Escalas F, Galante J, Rostocner W (1976) Biocompatibility of materials for total joint replacement. J Biomed Mater Res 10:175—195

Ferguson AB, Akahoshi Y, Laing G, Hodge E (1962) Characteristics of trace jons released from embedded metal implants in the rabbit. J Bone Joint Surg [Am] 44:323—336

Ferguson AB, Laing PG, Hodge E (1960) The jonization of metal implants in living tissue. J Bone Joint Surg [Am] 42:77—90

Galante J, Rostoker W, Lueck R, Ray R (1971) Sintered fiber metal composites as a basis for attachments of implants to bone. J Bone Joint Surg [Am] 53:101—114

Gerber H, Bürge M, Cordey J, Ziegler W, Perren SM (1975) Quantitative Bestimmung der Gewebsverträglichkeit von Korrosionsprodukten in der Organkultur. Langenbecks Arch Chir [Suppl Chir Forum]:389–394

Gerber H, Bürge M, Geret V, Perren SM (1977) Experimental testing of tissue tolerance. X. European Congress of International College of Surgeons, 26.-29. Juni 1977, Mailand

Giese W (1933) Die schwielige Induration der Lungenlymphknoten. Beitr. Pathol Anat 90:555–621

Graves GA, Noyes FR, Villanueva AR (1975) The influence of compositional variations of on bone-ingrowth of implanted porous calcium aluminate-ceramics. J. Biomed Mater Res Symp 6:17–22

Greaves MF, Janossy G, Doenhoff M (1974) Activation of human T and B lymphocytes by polyclonal mitogens. Nature 248:698–701

Grindlay JH, Waugh JM (1951) Plastic sponge which acts as a framework for living tissue. Arch Surg 63:288–297

Griss P, Krempien B, Andrian-Werburg H von, Heimke G, Fleiner R, Diehm T (1974) Experimental analysis of ceramic-tissue interactions. A morphologic, fluorescence-optic and radiographic study of dense alumina oxide in various animals. J Biomed Mater Res Symp 5:39–48

Griss F, Heimke G, Krempien B, Silber R, Haehner K, Merkle B (1975) Erste Erfahrungen mit der Keramik-Metallverbundprothese. MOT 6:159–162

Griss P, Greenspan DC, Heimke G, Krempien B, Buchinger R, Hench LL, Jentschura G (1976) Evaluation of a bioglass-coated Al_2O_3 total hip protheses in sheep. J Biomed Mater Res Symp 7:511–518

Gross A (1976) Knochenzement. MOT 4:102–103

Hahn H, Palich W (1970) Preliminary evaluation of porous metal surfacet titanium for orthopedic implants. J Biomed Mater Res 4:571–577

Hammer WP, Topazian RG, McKinney RV, Hulbert SF (1973) Alveolar ridge augmentation with ceramics. J Dent Res 52:356–361

Harms J, Mäusle E (1976) Biolog. Verträglichkeitsuntersuchungen von Implantatwerkstoffen im Tierversuch. MOT 4:103–104

Harms J, Mäusle E (1977) Vergleichende makroskop. und mikroskop. Befunde am Kapselgewebe der Hüfte nach Total-Alloplastik. Orthop Prax 1:33–35

Harms J, Mäusle E (1977) Tissue reaction to ceramic material – a new Material in orthopedic surgery. X. European Congress of the International College of Surgeons, 26.-29. Juni 1977, Mailand

Harms J, Mäusle E (1978) The uniform biological reaction to implant material – The importance of TEM-studies. 10. Internationales Biomaterial Symposium, 28. April - 5. Mai 1978, San Antonio Texas, USA

Harms J, Berg P van de, Mertz C (1974) Knochenrevascularisation nach Refobacin-Palacos-Füllung. Eine experimentelle Untersuchung an der Hundetibia. Arch Orthop Unfallchir 80:71–78

Harms J, Mäusle E, Biehl G (1975) Gewebliche Anpassungsvorgänge an selbsthaftenden Tragrippenendoprothesen. Z Orthop 113:741–744

Heilmann K, Diezel BP, Rossner JA, Brinkmann EK (1974) Licht- und elektronenmikroskop. Untersuchungen am Knochen und Weichteillager beim totalen Hüftgelenksersatz. Verh Dtsch Ges Pathol 58:403–407

Heilmann K, Diezel BP, Rossner JA, Brinkmann EK (1975) Morphological studies in tissues surrounding alloarthroplastic joints. Virchows Arch [Pathol Anat] 366:93–106

Hench LL, Paschal HA (1973) Direct chemical bond of bioactive glass-ceramic materials to bone and muscle. J Biomed Mater Res Symp 4:25–42

Hench LL, Paschal HA (1974) Histochemical responses at a biomaterial's interface. J Biomed Mater Res Symp 5/1:49–64

Hench LL, Splinter RJ, Allen WC (1972) Bonding mechanisms at the interface of ceramic prosthetic material. J Biomed Mater Res Symp 2/1:117–141

Henrichsen E, Jansen K, Krogh-Poulsen W (1953) Experimental investigation of the tissue reaction to acrylic plastics. Acta Orthop Scand 22:141–146

Hentrich RL, Graves GA, Stein HG, Baipai PK (1971) An evaluation of inert and resorbable ceramics for future clinical orthopedic applications. J Biomed Mater Res 5:25–51

Heppleston AG (1970) Observations on the mechanism of silicotic fibrogenesis. In: Walton WH (ed) Inhaled particles, vol I. Unwin, Surrey England, pp 357–369

Heppleston AG, Styles JS (1967) Activity of macrophage factor in collagen formation by silica. Nature 214:521–522

Hodosh M, Povar M, Shklar G (1969) Experimental finding of new bone formation after rat skull implants of polymethylmethacrylate and anorganic bone. Plast Reconstr Surg 44:582–587

Hoffmann C (1954) Feingewebliche Untersuchungen zur Verträglichkeit von Palavit im Tierversuch. Verh Dtsch Orthop Ges 86:352–353

Homsy CA (1970) Biocompatiblility in selection of materials for implantation. J Biomed Mater Res 4:341–356

Hoppe W (1956) Tierexperimentelle Untersuchungen über Gewebereaktionen auf Injektionen von autopolymerisierendem Kunststoff. Dtsch Zahnärztl Z 11:837–847

Hulbert SF, Young FA, Mathews RS, Klawitter JJ, Talbert CD, Stelling FH (1970) Potential of ceramic materials as permanently implantable skeletal protheses. J Biomed Mater Res 4:433–456

Hulbert SF, Morrison SJ, Klawitter JJ (1972) Tissue reaction to three ceramics of porous and non porous structures. J Biomed Mater Res 6:347–374

Hulbert SF, Matthews JR, Klawitter JJ, Sauer BW, Leonhard RB (1974) Effect of stress on tissue ingrowth into porous aluminium oxide. J Biomed Mater Res Symp 5/1:85–97

Hulliger L (1962) Untersuchungen über die Wirkung von Kunstharzen in den Gewebekulturen. Arch Orthop Unfallchir 54:581–588

Hulliger L, Pohler O, Straumann F (1967) Einfluß einiger reiner Metalle und Legierungen auf das Wachstum von Kaninchenfibrocyten in Gewebekulturen. Z Ges Exp Med 114: 145–156

Judet R (1975) Totale Hüftendoprothesen aus Porometall ohne Zementverankerung. Z Orthop 113:828–829

Karbe E, Köster K, Kramer H, Heide H, Kling G, König R (1975) Knochenwachstum in porösen, keramischen Implantaten beim Hund. Langenbecks Arch Chir 338:108–116

Kenner GH, Williams WS, Lovell JE, Eatherly WP (1975) Two-year biocompatibility study of ORNL-graphite. J Biomed Mater Res Symp 6:67–72

Klosterkötter W, Leiteritz H, Machowsky MT, Schiller E, Schlipköter HW, Thaer A (1963) Tierversuche über die Wirkung verschiedener Bestandteile des Ruhrcarbons; ein Beitrag zur Ermittlung von Staubgrenzwerten. Fortschr Staublungenforsch 1:517–525

Kopecek J, Sprincl L, Bazicova H, Vacik J (1973) Biological tolerance of poly (N-substituted) acrylamides. J Biomed Mater Res 7:111–121

Laing PG, Ferguson AB, Hodge E (1967) Tissue reaction in rabbit muscle exposed to metallic implants. J Biomed Mater Res 1:135–149

Mcnab G, Harington JS (1967) Haemolytic activity of asbestos and other mineral dusts. Nature 214:522–523

Mäusle E, Harms J (1978) The reaction of reticulo-histiocytic system to wear-debris of aluminium ceramic in animal experiments. 10. Internationales Biomaterial Symposium, 28. April - 5. Mai 1978, San Antonio Texas, USA

Mathews RS (1972) Bone formation and the response of bone to implant insertion. J Biomed Mater Res Symp 2/1:21–40

Meachim G, Williams DF (1973) Changes in non osseous tissue adjacent to Titanium implants. J Biomed Mater Res 7:555–572

Mital M, Cohen J (1968) Toxicity of metal particles in tissue cultures, part II. J Bone Joint Surg [Am] 50:547–556

Mittelmeier H (1975) Selbsthaftende Keramik-Metallverbundendoprothesen. MOT 6: 152–159

Mittelmeier H (1976) Anchoring hip endoprosthesis without bone cement. In: Schaldach M, Hohmann D (eds) Advances in artificial hip and knee joint technology. Springer, Berlin Heidelberg New York

Mittelmeier H, Singer L (1956) Anatomische und histologische Untersuchungen von Alloarthroplastik-Gelenken mit Plexiglas-Endoprothesen. Arch Orthop Unfallchir 48:519–560

Mohr HJ (1955) Gewebsschädigung durch Polymethacrylsäuremethylester eines für Plastiken, Prothesen und Zahnfüllungen gebräuchlichen Kunststoffes. Verh Dtsch Ges Pathol 39:212–215

Mooney V, Predecki PK, Renning J, Gray J (1972) Skeletal extension of limb prosthetic attachments. Problems in tissue reaction. J Biomed Mater Res Symp 2/1:143–159

Newman C, Huysen G van (1954) Tissue reaction to vitallium implantation. J Prosthet. Dent 4:850–854

Nilles JL, Lapitsky M (1973) Biomechanical investigations of bone-porous carbon and porous metal interfaces. J Biomed Mater Res Symp 4:63–84

Nothdurft H (1960) Tumorerzeugung durch Fremdkörperimplantation. Abh Dtsch Akad Wiss Berlin 3:80–88

Ohnsorge J (1970) Elektronenoptische Untersuchungen von Metallimplantaten mit dem Rasterelektronenmikroskop. Habilitationsschrift, Universität Köln

Oppenheimer ET, Willhite M, Danishefsky J, Stout AP (1961) Observations on the effects of powdered polymer in the carcinogenic process. Cancer Res 21:132–134

Ott G (1970) Fremdkörpersarkome. Springer, Berlin Heidelberg New York

Pappas AM, Cohen J (1968) Toxicity of metal particles in tissue culture, part I. J Bone Joint Surg [Am] 50:535–547

Pappritz G, Harms J (im Druck) ^{3}H-Thymidine incorporation as a test for histocompatibility of orthopedic implants. A Preliminary report. J Biomed Mater Res

Petersen C, Miles J, Solomons C, Predecki P, Stephen J (1969) Union between bone and implants of open pore ceramic and stainless steel. A histologic study. J Bone Joint Surg [Am] 51:805–812

Rhinelander FW, Royweyha M, Milner JC (1971) Microvascular and histogenic responses to implantation of a porous ceramic into bone. J Biomed Mater Res 5:81–112

Richardson WC, Klawitter JJ, Sauer BW, Pruitt JR, Hulbert SF (1975) Soft tissue response to four dense ceramic materials and two clinically used biomaterials. J Biomed Mater Res Symp 6:73–80

Riede UN, Ruedi T, Rohner YLE, Perren SM, Guggenheim R (1974) Quantitative und morphologische Erfassung der Gewebereaktion auf Metallimplantate (Osteosynthesematerial). Eine morphometrische, histologische, mikroanalytische und rasterelektronenmikroskopische Studie am Schafsknochen. Arch Orthop Unfallchir 78:199–215

Roggatz J, Ullmann G (1970) Tierexperimentelle Untersuchungen über die Reaktion des Weichteillagers auf flüssiges und auspolymerisiertes Palacos R. Arch Orthop Unfallchir 68:282–293

Rubin LR, Bromberg BE, Walden RH (1971) Long term human reaction to synthetic plastics. Surg Gynecol Obstet 132:603–608

Rüttner JR (1963) Die Bedeutung des Intraperitonealtestes zur biolog. Staubprüfung. In: Rebloch H, Klosterkötter W (Hrsg) Fortschr. der Staublungenforschung, Bd I. Dinslaken, Niederrheinische Druckerei, S 639–642

Sandhaus S (1975) Neue Aspekte der Implantologie. Medica, Stuttgart

Scales JT (1968) Acrylic bone cement – Bond or Plug? J Bone Joint Surg [Br] 50:698–700

Schiller E (1970) Experimental pathology and pharmacology of dust exposure. In: Walton WH (ed) Inhaled particles, vol I. Unwin, Surrey England, pp 403–414

Schultz RZ, Williams CR (1942) Commercial talc: animal and mineralogical studies. J Indust Hyg Toxicol 24:75–79

Slais J (1958) Die Einheilung der porösen Polymethylmethacrylate. Zentralbl Allg Prakt Anat 98:571–575

118

Sloof TJJH (1971) The influence of acrylic cement. Acta Orthop Scand 42:465—481
Smith L (1963) Ceramic-plastic material as a bone substitute. Arch Surg 87:653—661
Spector M, Flemming WR, Kreutner A (1976) Bone growth into porous high-density polyethylene. J Biomed Mater Res Symp 7:595—603
Swanson SAV, Freeman MAR, Heath JC (1973) Some biological properties by the wear particles of all cobalt-chrome total joint replacement prostheses. J Bone Joint Surg [Br] 55:424—425
Swensson A, Glomme J, Bloom G (1956) On the toxicity of silica particles. AMA Arch Ind Health 14:482—486
Szyszkowitz R (1971) Einbau und Abbau von Knochenzement bei Kombinations-Osteosynthesen im Tierversuch. Arch Orthop Unfallchir 71:91—94
Talbert CD (1969) A basic investigation into the potential of ceramic materials as permanently implantable skeletal prostheses. M S Thesis, University Clemson S.C.
Turner JE, Lawrence WH, Autian J (1973) Subacute toxicity testing of biomaterials using histopathological evaluation of rabbit muscle tissue. J Biomed Mater Res 7:39—58
Unkeless J, Gordon S, Reich E (1974) Secretion of plasminogen activator by stimulated macrophages. J Exp Med 139:834—850
Vasalli JD, Hamilton J, Reich E (1976) Macrophage plasminogen activator. Modulation of enzyme production by anti-inflammatory steroids, mitotic inhibitors and cyclic nucleotids. Cell 8:271—281
Veen HH le, Barberio JR (1949) Tissue reaction to plastics used in surgery with special reference to teflon. Ann Surg 129:74—84
Vernon-Roberts B, Freeman MAR (1976) Morphological and analytical studies of the tissue adjacent to joint prostheses: investigations into the causes of loosening of prostheses. In: Schaldach M, Hohmann D (eds) Advances in artificial hip and knee joint technology. Berlin Heidelberg New York, Springer, pp 148—186
Wagner H (1963) Die Einstellung von Metallschrauben im Knochen. Langenbecks Arch Chir 305:28—41
Wagner CNJ, Shbaik AH, Schurmann DJ, Amstutz HC (1976) Preparation and characterization of wear debris of orthopedic materials for biocompatibility studies. J Biomed Mater Res 10:653—670
Weber H (1976) Mitteilung 1409. Fa. Sulzer, Winterthur
Welsh P, Pilliar R, Macnab J (1971) Surgical implants. J Bone Joint Surg [Am] 53:963—977
Willert HG, Puls P (1972) Die Reaktion des Knochens auf Knochenzement bei der Alloarthroplastik der Hüfte. Arch Orthop Unfallchir 72:33—71
Willert HG, Schreiber A (1969) Unterschiedliche Reaktionen von Knochen und Weichteillager auf autopolymerisierende Kunststoffimplantate. Z Orthop 106:231—252
Willert HG, Semlitsch M (1976) Kunststoffe als Implantatwerkstoffe. MOT 4:94—98
Willert HG, Semlitsch M (1976) Tissue reactions to plastic and metallic wear products of joint endoprostheses. In: Gschwend N, Debrunner HU (eds) Total hip prosthesis. Bern Stuttgart Wien, Huber
Willert HG, Semlitsch M (1976) Problems associated with the cement anchorage of artificial joints. In: Schaldach M, Hohmann D (eds) Advances in artificial hip and knee joint technology. Berlin Heidelberg New York, Springer, pp 325—346
Willert HG, Kühne D, Eckert KD, Semlitsch M, Dörre E (1977) A morphologic comparison of the foreign body reactions to metal-plastic- and ceramic-particles in animal experiments. Third Annual Meeting of the Society for Biomaterials, April 15-19, New Orleans
Winter GD (1974) Tissue reactions to metallic wear and corrosion products in human pat. J Biomed Mater Res Symp 5/1:11—26
Winter GD (1977) Local tissue reactions to orthopaedic implants. Vortrag anläßl.: X. European Congress of the International College of Surgeons, 26.-29. Juni 1977, Mailand
Worth G (1961) Silikose. In: Baader EW (Hrsg) Handbuch der gesamten Arbeitsmedizin, Bd II/2. Berlin München, Urban & Schwarzenberg, S 144—208
Zweifach BJ, Gramt L, Melluskey RT (1973) The inflammatory process, vol 2. Academic Press, New York

Sachverzeichnis

Hefte zur Unfallheilkunde

Beihefte zur Zeitschrift „Unfallheilkunde/Traumatology"

Herausgeber: J. Rehn, L. Schweiberer

120. Heft
Knochenverletzungen im Kniebereich
1975. DM 36,–; approx. US $ 20.20
ISBn 3-540-07200-4

121. Helft
38. Jahrestagung
der Deutschen Gesellschaft für Unfallheilkunde, Versicherungs-, Versorgungs- und
Verkehrsmedizin e.V.
1975. Vergriffen

122. Heft: B. Friedrich
**Biomechanische Stabilität und post-
traumatische Osteitis**
1975. DM 55,–; approx. US $ 30.80
ISBN 3-540-07468-6

123. Heft: T. P. Rüedi
Titan und Stahl in der Knochenchirurgie
1975. DM 49,–; approx. US $ 27.50
ISBN 3-540-07469-4

124. Heft
**10. Tagung der Österreichischen
Gesellschaft für Unfallchirurgie**
1975. DM 98,–; approx. US $ 54.90
ISBN 3-540-07495-3

125. Heft
Bandverletzungen am Knie
1975. DM 36,–; approx. US $ 20.20
ISBN 3-540-07374-4

126. Heft
**2. Deutsch-Österreichisch-Schweizerische
Unfalltagung in Berlin**
1976. DM 120,–; approx. US $ 67.20
ISBN 3-540-07892-4

127. Heft
Knorpelschaden am Knie
1976. DM 48,–; approx. US $ 26.90
ISBN 3-540-07599-2

128. Heft
**Meniscusläsion und posttraumatische
Arthrose am Kniegelenk**
1976. Vergriffen

129. Heft
**40. Jahrestagung der Deutschen Gesellschaft
für Unfallkeilkunde e.V.**
1977. DM 120,–; approx. US $ 67.20
ISBN 3-540-08261-1

130. Heft
**12. Tagung der Österreichischen
Gesellschaft für Unfallchirurgie**
1978. DM 98,–; approx. US $ 54.90
ISBN 3-540-08598-X

131. Heft
Verletungen des oberen Sprunggelenkes
1978. DM 56,–; approx. US $ 31.40
ISBN 3-540-08599-8

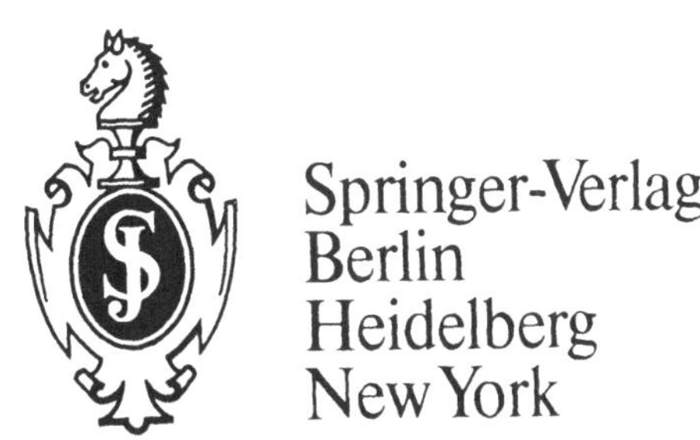

Springer-Verlag
Berlin
Heidelberg
New York

Hefte zur Unfallheilkunde

Beihefte zur Zeitschrift „Unfallheilkunde/Traumatology"

Herausgeber: J. Rehn, L. Schweiberer

132. Heft
41. Jahrestagung der Deutschen Gesellschaft für Unfallheilkunde e. V.
1978. DM 120,:; approx. US $ 67.20
ISBN 3-540-08832-6

133. Heft
Arthrose und Instabilität am oberen Sprunggelenk
1978. DM 58,–; approx. US $ 32.50
ISBN 3-540-08970-5

134. Heft
13. Tagung der Österreichischen Gesellschaft für Unfallchirurgie
1979. DM 98,–; approx. US $ 54.90
ISBN 3-540-09180-7

135. Heft: M. Weinreich
Der Verkehrsunfall des Fußgängers
1979. DM 36,–; approx. US $ 20.20
ISBN 3-540-09217-X

136. Heft: F. E. Müller
Die Infektion der Brandwunde
1979. DM 32,–; approx. US $ 18.00
ISBN 3-540-09354-0

137. Heft: H. Jahna, H. Wittich, H. Hartenstein
Der distale Stachungsbruch der Tibia
1979. DM 58,–; approx. US $ 32.50
ISBN 3-540-09435-0

138. Heft
42. Jahrestagung der Deutschen Gesellschaft für Unfallheilkunde e. V.
1979. DM 88,–; approx. US $ 49.30
ISBN 3-540-09494-6

139. Heft: U. Lanz
Ischämische Muskelnekrosen
1979. DM 38,–; approx. US $ 21.30
ISBN 3-540-09436-9

140. Heft
Frakturen und Luxationen im Beckenbereich
1979. DM 56,–; approx. US $ 31.40
ISBN 3-540-09647-7

141. Heft
14. Tagung der Österreichischen Gesellschaft für Unfallchirurgie
6. bis 7. Oktober 1978, Salzburg
1980.
ISBN 3-540-09878-X
In Vorbereitung

142. Heft: P. Hertel
Frische Kniebandverletzungen
1980.
ISBN 3-540-09847-X
In Vorbereitung

143. Heft
Antibiotica-Prophylaxe in der Traumatologie
Von D. Stolle, P. Naumann, K. Kremer, A. Loose
1980. DM 23,-; approx. US $ 12.90
ISBN 3-540-09851-8

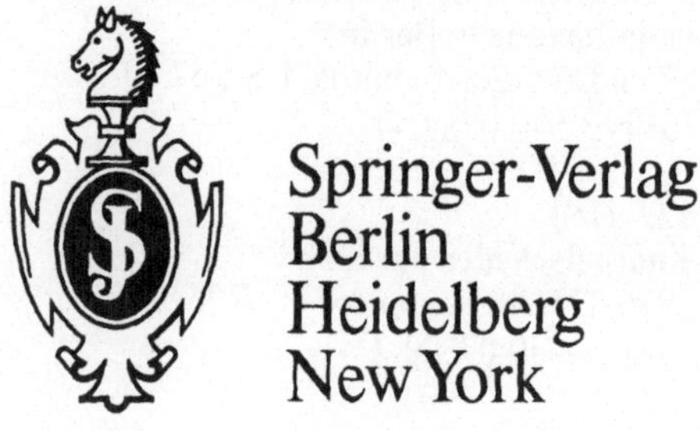